LEÇONS CLINIQUES

SUR

LA PERNICIOSITÉ

PAR

Le chevalier GUIDO BACCELLI

PROFESSEUR DE CLINIQUE MÉDICALE A L'UNIVERSITÉ DE ROME
D'ANATOMIE PATHOLOGIQUE A L'ARCHI-HOPITAL DE S. SPIRITO IN SASSIA
VICE-PRÉSIDENT DE LA COMMISSION EXÉCUTIVE
AU CONGRÈS MÉDICAL INTERNATIONAL DE FLORENCE,
ETC., ETC., ETC.

Précédées

D'UNE LETTRE DU PROFESSEUR TEISSIER (DE LYON)

TRADUITES DE L'ITALIEN

PAR

LOUIS JULLIEN

Interne des hôpitaux de Lyon,
Lauréat de l'Ecole de Medecine (1869 et 1870),
ex chirurgien de la 2e légion de marche
du Rhône.

PARIS
ADRIEN DELAHAYE,
place de l'École de médecine, 23.

LYON
J.-P. MÉGRET,
quai de l'Hôpital, 57.

1871

LA PERNICIOSITÉ

LEÇONS CLINIQUES

Lyon. — Imp. Aimé Vingtrinier.

LEÇONS CLINIQUES
SUR
LA PERNICIOSITÉ

PAR

Le chevalier GUIDO BACCELLI

PROFESSEUR DE CLINIQUE MÉDICALE A L'UNIVERSITÉ DE ROME,
D'ANATOMIE PATHOLOGIQUE A L'ARCHI-HOPITAL DE S. SPIRITO IN SASSIA,
VICE-PRÉSIDENT DE LA COMMISSION EXÉCUTIVE
AU CONGRÈS MÉDICAL INTERNATIONAL DE FLORENCE,
ETC., ETC., ETC.

Précédées

D'UNE LETTRE DU PROFESSEUR TEISSIER (DE LYON)

TRADUITES DE L'ITALIEN

PAR

LOUIS JULLIEN

Interne des hôpitaux de Lyon,
Lauréat de l'Ecole de Médecine (1869 et 1870),
ex-chirurgien de la 2ᵉ légion de marche
du Rhône.

PARIS
ADRIEN DELAHAYE,
place de l'École de médecine, 23.

LYON
J.-P. MÉGRET,
quai de l'Hôpital, 57.

1871

LETTRE

DU PROFESSEUR TEISSIER

Mon cher Monsieur Jullien,

J'ai lu avec un grand intérêt la traduction que vous venez de faire des leçons de M. le professeur Baccelli sur la Perniciosité.

Permettez-moi, tout d'abord, de vous féliciter de l'excellente idée que vous avez eue de faire connaître, dans notre pays, un travail qui se recommande, et par le nom de son auteur et par l'importance d'un sujet qui a excité naguère des discussions si intéressantes entre les professeurs Schiff, Herzen et Baccelli.

Vous avez pu apprécier vous-même, pendant votre

séjour à Rome, les éminentes qualités du professeur Baccelli, déjà connu par ses nombreuses publications dans les congrès scientifiques de Paris et de Florence, et son ouvrage sur la pathologie du cœur et de l'aorte.

La Perniciosité n'intéresse pas seulement les médecins italiens. La Malaria, quoique plus fréquente et plus grave chez eux, ne nous est pas malheureusement inconnue. La Sologne, le Forez, et tout à côté de nous la Bresse nous offrent de trop fréquents exemples de fièvres paludéennes pernicieuses.

Vous aurez donc rendu un véritable service en nous faisant connaître les idées ingénieuses du médecin romain.

Ses considérations sur le mode d'action de la Malaria et l'influence qu'elle exerce sur le système lymphatique et le sang, ses idées sur la fièvre discontinue qu'il oppose à la fièvre rémittente des médecins français et allemands, seront lues certainement avec fruit.

Le lecteur remarquera surtout la théorie ingénieuse du professeur Baccelli, sur les fonctions de la rate et de l'appareil veineux abdominal qui, reliant cet organe avec l'estomac, le pancréas et le foie, aurait pour fonction d'utiliser les éléments hydrocarbonés, tandis que l'appareil veineux pulmonaire les élimine.

Il y a là une idée nouvelle, qui peut être très-féconde au point de vue de la physiologie et de la pathologie; elle sera certainement le point de départ des travaux ultérieurs, qui s'appliqueront utilement non pas seulement à l'interprétation des effet de la Malaria sur l'organisme, mais d'une manière générale au rôle de la rate dans l'hématose.

Je souhaite à votre travail le succès qu'il mérite et je vous renouvelle mes sincères félicitations.

B. Teissier.

Lyon le 20 septembre 1871.

LA PERNICIOSITÉ

LEÇONS CLINIQUES

—

SOMMAIRE

Malaria et individu. — Infection lente et infection aiguë. — Globule sanguin et système ganglionnaire.
Rate. — Hyperémie, hyperplasie. — Dyspepsie gastro-splénique. — District circulatoire veineux entre la rate et l'estomac. — Nouvelle fonction de la rate. — Petite circulation veineuse abdominale.
Réaction fébrile de l'organisme. — Absurdité de l'idée des rémittentes pernicieuses. — Élévation de la température. — Durée des paroxysmes.
Processus local. — Organe et symptôme. — Appareil et forme. — Leurs rapports avec les accidents du type fébrile.
La perniciosité et le traitement spécifique symptomatique. — Transformation du symptôme en crotopathie. — Thérapeutique. — Prophylaxie
La perniciosité et la mort. — Types formes, symptômes graves et mortels. — Inutilité de tout traitement. — Causes de cette inutilité.

MESSIEURS,

La perniciosité est ce fait complexe qu'on voit naître au sein de l'organisme humain sous l'influence de la Malaria ; il se produit en raison de la cause infectieuse seule ou unie aux prédispositions individuelles.

Quoique personne n'en conteste l'existence, quoique les circonstances de lieux, de temps, de saisons, qui la rendent plus ou moins redoutable, soient parfaitement connues, on a toujours vainement cherché une formule révélant la nature intrinsèque de la Malaria.

Rome et les terres qui l'environnent ont été signalées, *dès l'antiquité*, comme le lieu de prédilection de la Malaria, et les raisons en sont si universellement reconnues et admises qu'il serait inutile de les exposer même sommairement. Or, aujourd'hui, sous certains rapports, nous nous trouvons dans des conditions pires que jamais : les grands déboisements opérés pour la construction des voies ferrées, les remblais sur lesquels sont placés les lignes, les fossés laissés de chaque côté ont, pour ainsi dire, organisé des marais, qu'ils ont amenés jusque dans nos murs, et les fièvres de Malaria ont acquis dans ces derniers temps une fréquence et une intensité inusitées.

Voilà pourquoi l'on doit s'adresser à la science moderne pour atteindre la notion du fait causal ; mais on a tant vu, et le champ de l'investigation est tellement vaste, que les travaux accomplis, loin de diminuer les inconnues ne font qu'en accroître chaque jour le nombre. Aussi l'étude de cette terrible endémie aux racines tenaces, invétérées tend à s'imposer à nous, médecins, comme un devoir de chaque jour, devoir sacré exigeant des investigations consciencieuses et persistantes. Des faits certains, des jugements sûrs, nous n'en récolterons jamais assez, et, comme au lit du malade il n'est pas permis de s'égarer dans des hypothèses, il faut condamner l'inertie qui ne cherche pas des faits, des rapports capables d'ouvrir de nouveaux horizons aux doctrines reconnues vraies.

Personne n'ignore que la Malaria, comme puissance pathogénique, n'a pas toujours au milieu de nous une égale intensité dans toutes les périodes de l'année. D'une statistique faite sur 748 cas de fièvres pernicieuses traitées pendant deux ans dans nos hôpitaux, si nous divisons le temps en trois parties, il résulte trois termes : un maximum, un moyen, un minimum. La Malaria est plus grave dans les mois de *juillet*, *août*, *septembre* et *octobre* ; comme terme moyen nous avons : *juin*, *novembre*, *décembre*, *janvier*. Enfin, elle atteint son minimum pendant les mois de *février*, *mars*, *avril* et *mai*.

Fièvres pernicieuses à Rome pendant l'année

MAXIMUM.

Juillet	107
Août	230
Septembre	154
Octobre	109

TERME MOYEN.

Juin	20
Novembre	42
Décembre	28
Janvier	25

MINIMUM

Février	5
Mars	7
Avril	8
Mai	13
Total	748

Les effets de la Malaria doivent être considérés sous deux points de vue : 1° au point de vue *causal* ou *objectif;* 2° au point *individuel* ou *subjectif.* La résistance vitale de chacun constitue la variante individuelle des attaques, quoique ces attaques soient le fait d'une même puissance morbide qui, sur quelque sujet que ce soit, atteint continuellement les mêmes éléments de l'organisme.

Ainsi, l'individu fait de la *perniciosité* un fait complexe ; car, sans parler de sa résistance, qui est une défense contre l'influx pernicieux, ses prédispositions, son état actuel, les restes de ses maladies passées, peuvent, de cent manières différentes, donner lieu à un symptôme, à une forme morbide qui, quoique engendrés par le caractère spécial de l'individu, ne se seraient point révélés sans l'influence de la Malaria.

Je ne vous parlerai que de ma pratique ; j'ai vu des enfants à la mamelle ou récemment sevrés qui, exposés sans défense à un degré absolument ou relativement considérable de Malaria, tombaient frappés d'une *éclampsie pernicieuse* qui les conduisait au tombeau. J'ai vu de délicates jeunes femmes, dans la période qui précède et suit le tribut mensuel, emportées, sous la terrible influence de la Malaria, par une *métrorrhagie pernicieuse*. Je me rappelle un robuste sexagénaire qui dirigeait des travaux à la campagne et fatiguait outre mesure sa voix et sa respiration; il fut pris d'un frisson prolongé et, conduit à sa maison, succomba à une épouvantable *hémoptysie pernicieuse*. Il n'y a pas longtemps que mon ami l'excellent docteur Mazzoni m'invitait à visiter une jeune sage-femme qui, assistant à un accouchement laborieux de primipare, avait été tellement terrifiée par les cris déchirants de la patiente et la conduite du mari, homme grossier et inintelligent, qu'à peine de retour à sa maison, elle faillit mourir d'une *névralgie lombo-abdominale pernicieuse*; sans pouvoir parler, poussant des gémissements, elle était en proie à des souffrances semblables à celles de la primipare. Et ce paroxysme fébrile, en dépit des préparations administrées, reparut une deuxième fois, puis une troisième, jusqu'à ce que le remède héroïque en eût complètement triomphé.

Les accès de fièvre pernicieuse viennent souvent par assaut, après les graves maladies, avant que les malades aient commencé à sortir de leur lit. C'est ainsi que j'observai chez ma sœur, au quinzième jour d'une fièvre typhoïde grave, parvenue déjà à la défervescence, au début de la convalescence, précédés d'un frisson violent, des accès menaçants qui reproduisaient la maladie et ne cédèrent qu'à des doses considérables du remède.

Moins heureuse fut la femme d'un de mes collègues distingués ; après avoir triomphé d'un typhus terrible, au milieu des joies de la santé renaissante, elle est prise d'*accès céphaliques pernicieux* à larges intervalles, la température descend au-dessous de la normale, des symptômes qui déjà disparaissaient se font jour au milieu de sueurs très-abondantes, et l'infortunée succombe au troisième accès, en dépit de l'amour affolé du mari et de ma profonde amitié. Je ne pus rien, par quelque moyen que ce fût, direct ou indirect, rien pour la sauver ! Les préparations de quina, données de toutes espèces de manière, furent, hélas ! inutiles.

J'ai noté et décrit la *pernicieuse endocardique* chez un homme sujet aux irritations rhumastimales du cœur ; la *pernicieuse aveugle*, chez une duchesse qui fatiguait habituellement sa vue ; l'*asthmatique*, dans le cours de laquelle le malade souffrait d'accès diurnes qu'il n'avait pas eu depuis fort longtemps ; la *syncopale*, chez les sujets goutteux qui souffraient de profonds chagrins ; l'*ictérique* et la *sanguine*, chez les individus sujets aux hyperémies du foie, avec stase hémorrhoïdaire et flux spontané, qui menaient une vie d'étude ou avaient des habitudes sédentaires. Il y a plus, si, sur un territoire envahi par la Malaria, il se montre une nouvelle endémie, ou une épidémie qui occupe un domaine plus étendu et devient par cela même la raison individuelle du symptôme, les malades succomberont à la première de ces infections plutôt qu'à la seconde ; et il ne nous faut pas remonter bien haut dans nos souvenirs pour avoir la preuve de ce fait.

Mais, sans s'arrêter davantage au récit de ces histoires, qui ne font défaut à aucun médecin, considérez, je vous prie, le nombre des fièvres pernicieuses qui ont reçu des soins dans nos hôpitaux ; or, si vous réfléchissez que l'agriculteur, qui travaille sous la chaleur cuisante du soleil, la tête à peine défendue, trouve sa menace de mort dans les formes céphaliques (Sur 193 malades que l'on a vus en une année à l'Hôpital San Spirito, il n'y en eut pas moins de 103 qui présentèrent du *coma*, de la *léthargie*, du *délire*), vous conviendrez qu'une force puissante s'exerce sur la capacité individuelle, pour la production de la perniciosité.

Pareille idée se présente, si l'on regarde, non plus le *symptôme* ou la *forme*, mais le simple développement de la Malaria sur les individus exposés, non pas même à une action plus intense ou de plus longue durée, mais bien à la même action, douée, quant au temps, quant au lieu, quant à la saison, de son intensité ordinaire. On raconte, et le fait est des plus vraisemblables, que presque tous les spectateurs venus un jour pour entendre une tragédie furent en proie à une telle impression, que, sous l'influence de la Malaria, chacun prit la fièvre ; et cependant jusqu'alors la résistance organique de chacun avait été suffisante pour les en préserver ! Cela revient à dire que : *tout affaiblissement, quel qu'il soit, de la résistance organique, rend les sujets plus exposés à l'influence morbide et accroît leur réceptivité pour la fièvre. La faiblesse particulière d'un organe, d'un appareil, rend cet organe, cet appareil plus apte à être frappé par la force nuisible,* qui, provoquant ou non dans l'organisme une réaction fébrile, y séjourne en établissant un symptôme, une forme morbide grave ou bénigne.

La Malaria est un agent infectieux. Il porte son action sur les voies de l'absorption, action qui peut être *continue* ou *discontinue*, *légère* ou *forte*. Les effets qu'elle produit sont en rapport avec l'intensité de la cause.

Nous venons de voir ce que devient l'organisme, suivant qu'il est doué de résistance ou non, affaibli localement ou dans son ensemble, en face de la Malaria. Il est temps de dire que la disposition individuelle n'agit que comme puissance modificatrice, et qu'il n'y a pas d'organisme qui tôt ou tard ne s'en ressente. L'expérience démontre que quelques-uns, même sans avoir la fièvre, vont s'intoxiquant lentement jusqu'à la cachexie déclarée. Peau plombée, conjonctive jaunâtre, abdomen tendu, tumeurs dans les hypochondres, produites d'un côté par l'hyperplasie et l'hyperhémie de la rate, de l'autre par la turgescence et l'énorme volume du foie, en même temps, stase dans toute la petite circulation abdominable, liséré gingival, gencives sanguinolentes, taches hémorrhagiques, œdème, épanchement séreux dans l'abdomen, faiblesse, accablement sous une lassitude douloureuse des muscles, qui ne ne laisse aucun répit et toujours s'aggrave, catarrhe gastro-intestinal rebelle, état fébrile sourd et lent qui mine le malade et le conduit misérablement au tombeau. Dans les pays où la Malaria est continue, la vie humaine est singulièrement abrégée. Dans les environs des marais Pontins, on voit très-souvent des femmes qui, ne quittant jamais leurs demeures et ne s'adonnant pas au travail de la terre, deux et trois fois sont devenues veuves ; mais, si épargnées qu'elles soient en comparaison de leurs maris, elles paient de leur côté un assez triste tribut. Leur jeunesse se passe rapidement et bientôt, en dépit du petit nombre de leurs années, les malheureuses sont en proie à l'épuisement d'une vieillesse anticipée. Quoi de plus triste que le spectacle de ces infortunés forcés par les nécessités de leur profession à travailler au sein d'une lande inhospitalière ! adultes, enfants, tous minés jusqu'aux os par la fièvre, prodiguant leurs sueurs pour acheter ce qui est pour eux plus précieux que le pain même : le quina. Et si l'on pouvait faire une minutieuse analyse et pénétrer, avec l'œil de la science, les degrés et les successions d'un mal si terrible, les étudier suivant les lieux, suivant les individus, l'hygiène publique, que cette question regarde plus encore que la clinique, devrait élever bien haut sa voix, et, en présence de pareilles hécatombes, instituer les mesures de prudence réclamées avec instance de par le droit de la nature !

Mais la Malaria, cette force homicide que l'on

sent et que l'on n'explique pas, apparaît un jour, soudaine, effrénée ! Alors se déroule le tableau de l'infection aiguë, où se retrouvent les faits graves, et trop fréquents de la Perniciosité. Selon l'état de l'organisme et la quantité de l'élément infectieux, se révèle alors le double fait : ou de la localisation, comme dans les *fièvres pernicieuses larvées,* ou de l'extension, comme dans les *fièvres subcontinues.* Entre ces deux extrémités se place la masse des faits qui constituent les moyennes proportionnelles avec les accroissements variables de l'intensité des symptômes ou de la fièvre, c'est-à-dire, l'accès grave en lui-même, ou la perniciosité par le symptôme.

Laissant de côté pour le moment ce qui a rapport à la question clinique, arrêtons-nous à l'analyse des faits sur lesquels s'appuie la physiologie pathologique du processus infectieux de la Malaria.

La fièvre, réaction de l'organisme contre la cause infectieuse, s'ajoute aux faits particuliers dépendant de la nature de la cause. Or, il est important d'approfondir ces faits, qui quelquefois atteignent une gravité excessive, et peuvent s'évanouir en quelques heures. Les recherches analytiques dirigées dans ce but ont démontré d'une manière constante que l'essence du processus évolue sur la base invariable d'une *congestion dyscrasique* ; qu'elle varie suivant la *quantité* de la congestion, de la dyscrasie, et suivant la *qualité* de l'organe ou de l'appareil envahi. S'il est un fait saillant, c'est donc l'invariabilité du processus ; et pourtant, sauf dans les cas de complication réelle, dans les *formes modérées*, sauf dans les cas où des *causes secondaires* agissent sur place en vertu des restes morbides primitifs, nous n'avons jamais pu voir ce que produit dans les organes et les tissus le processus de néoformation et d'hyperplasie. La fièvre subcontinue pneumonique, aux 6e, 7e et 8e jours, n'amène aucun changement sur le phénomène subjectif de la congestion ; l'examen nécroscopique en témoigne clairement dans les cas malheureux. Rien n'est plus fréquent que la congestion dans les formes céphaliques ou entériques ; là elle est certaine, elle est inévitable. Ah ! quelle est donc la force qui peut provoquer de telles perturbations et les maintenir d'une façon durable, sans progresser, sans rétrocéder !

En effet, il n'y a de rémission possible que dans une « *paralysie vasomotrice.* »

Vous n'ignorez pas, messieurs, que cette manière de voir a été, il y a déjà quelque temps, invoquée par certains pyrétologistes pour expliquer le fait générique de la fièvre et que, pour avoir voulu lui donner trop d'extension, ils s'éloignèrent de la vérité. Jaccoud a apprécié fort justement cette tendance contemporaine à rapporter aux vaso-moteurs les phénomènes fébriles. L'impression reçue produit une excitation sur ce système; c'est là la genèse; à sa suite et provoqués par elle viennent le frisson initial et l'ischémie spasmodique qui s'oppose à la propagation de la chaleur dans la peau et détermine son accumulation dans l'intérieur du corps; la fin du frisson est marquée par le relâchement des vaisseaux spamodiquement contractés, c'est-à-dire leur paralysie. Les effets provoqués par cette paralysie la *pléthore des vaisseaux* périphériques, l'accroissement de la température, l'activité plus grande des combustions interstitielles et, partant, un dépérissement plus rapide de l'organisme, seraient complétement assimilables à ceux que l'on observe dans les parties où l'on a pratiqué la section du symphatique. Cette théorie peut fasciner les jeunes esprits, mais ne saurait résister à une sévère critique, à moins que l'on ne soutienne, ce qui du reste est contraire à cette doctrine, que les processus de dépérissement sont ceux qui élèvent le degré de la température ; ce n'est point faire de la critique, mais simplement changer l'interprétation, que d'abaisser au rang d'effet ce qu'avec une témérité injustifiable on avait voulu regarder comme cause. En effet, la physiologie nous enseigne que la fixation de certains principes et l'élimination de certains autres produit le développement de la chaleur animale ; mais logiquement rien n'autorise à induire que la chaleur fébrile ne reconnait pas d'autre origine. Le fait de l'urine fébrile de Traube ne résout pas la question, et dire que depuis le début de l'accès fébrile l'urine coule chargée d'urée et d'urates, peu riche en eau et en chlorures, c'est tenir un langage inexact, car on sait, même dans le vulgaire, que les urines fébriles, et je parle surtout ici de la fièvre de la Malaria, contiennent des proportions chimiques inégales au commencement, au milieu et à la fin des accès.

Souvent à la simple inspection on constate sous le rapport de la densité des différences énormes entre les urines du début ou de la période d'état et celles de la défervescence. On a remarqué que dans les intervalles apyrétiques les urines se montraient parfois très-troubles et épaisses sans qu'il y ait élévation de température; et, chez des convalescents de maladies aiguës compliquées de malaria, la fièvre étant complétement tombée, on a souvent observé des urines très-riches en urates, se montrant à certains jours, avec une régularité singulière, et cela pendant un temps considérable.

Ces observations ne restent pas sans fruit, car elles prouvent une fois de plus qu'au lit du malade la physiologie ne suffit pas, quelque lumière que la connaissance des processus naturels puisse jeter sur les processus morbides qui leur ressemblent. Donc, cette urine que Jaccoud a appelée avec esprit: « *l'expression mathématiquement fidèle du bilan de l'organisme* » ne peut à elle seule indiquer les oscillations précises du processus pyrétique, surtout dans les fièvres d'infection où la sudation est, il faut bien se le rappeler, un phénomène presque constant et du plus haut intérêt. Or, rappelez-vous ce que je vous ai si souvent répété sur les liens étroits qui unissent les glandes sudoripares avec les glomérules de Malpighi, et les substitutions réciproques qui se passent entre ces organes dans le domaine de la physio-pathologie.

La paralysie des vaso-moteurs ne peut donc donner de la fièvre en général une explication conforme à la vérité; nous l'acceptons toutefois exceptionnellement pour la Malaria et surtout pour certains faits particuliers qui accompagnent son apparition et qui éclairent sa nature. Il résulte de ces faits que *la congestion dyscrasique et l'élévation de la température* n'amènent pas de bien profondes modifications dans l'acte de la nutrition, ainsi se-seraient apaisés la plupart des partisans de Virchow. En effet l'augmentation de l'échange moléculaire et l'accroissement de l'oxydation peuvent bien charger les urines de matériaux réduits, mais nous n'avons aucun droit d'en conclure à l'existence d'une sérieuse perturbation qui serait incompatible avec l'immuabilité de la quantité et de la qualité trophique des tissus. Pour nous obliger à subir la force de ces faits et de leur langage, à l'examen physio-pathologique se joint celui des agents thérapeutiques et de leur insuccès, dont nous aurons lieu de vous parler plus tard.

Que l'infection soit lente ou aiguë, pour la suivre dans sa marche, il est besoin de bien comprendre quel est au sein de l'organisme le mal qu'elle y apporte, ou mieux encore, quels sont les éléments qu'elle attaque de préférence. On s'est demandé avec beaucoup de fatuité si les nerfs ou le sang étaient primitivement ou exclusivement lésés, et l'on a tenté l'œuvre impraticable de *l'explication du type fébrile*; c'est mettre l'incompris à la place de l'incompréhensible. Grâce à Dieu, depuis quelques années on s'abstient de ces inutiles bavardages, on se contente, avec un jugement plus sûr, de peser les faits et de rechercher leurs preuves. C'est dans cette voie que nous allons nous engager, sans avoir la prétention de dogmatiser ou d'innover!

Un long et consciencieux examen des effets produits dans l'organisme par la Malaria nous a clairement démontré que les principaux éléments frappés sont: pour le système nerveux *les ganglions,* et pour le tissu sanguin *les globules*. Une bonne observation clinique a plus de valeur qu'une preuve physiologique expérimentale; mais quand l'une et l'autre témoignent du même fait, c'est un gage de certitude. Vous m'entendez souvent, Messieurs, vous répéter que le processus local d'une fièvre pernicieuse est exempt de tout signe phlogistique, et je vous ai démontré qu'on n'y voyait rien de plus, rien de moins qu'*un processus congestif dyscrasique*. Cette conviction, résultat de sévères analyses, a plus d'une fois reçu sur le cadavre d'éclatantes confirmations. Depuis tantôt deux ans que je dirige vos études d'anatomie pathologique, j'ai tenu à ce que ces faits fussent soigneusement notés, et aujourd'hui on les trouve déposés en bon nombre dans nos archives.

L'élément globulaire du sang, dans la Malaria, est frappé de préférence; c'est là un fait démontré par nombre d'arguments irrécusables tirés de l'étude de l'infection, soit lente, soit aiguë.

Quand un malade est conduit lentement à la tombe par cette maladie, tout annonce l'altération du sang, sans que dans les profondeurs de l'organisme il existe aucun autre de ces processus auxquels on a coutume de rapporter l'hémopathie. Ce n'est que dans des circonstances rares que l'on constate chez les malades, la perte d'un ou plusieurs éléments constitutifs du sang. Alors seulement on peut savoir s'il y a réellement altération chimique ou morphologique progressive de ce liquide. Ainsi les globules rouges s'altérent et diminuent, le nombre des leucocytes s'accroît, la partie séreuse abonde avec parfois un excès d'albumine, et l'on voit les principes colorants abandonner les corpuscules pour paraître au travers de l'enveloppe cutanée et sur les muqueuses. Tout par conséquent plaide en faveur d'une dyscrasie profonde, accompagnée d'une série de phénomènes, qui peuvent aller de l'arrêt circulatoire circonscrit à l'hémorrhagie.

Le gonflement de la rate est une preuve frappante de ce fait, malgré l'absence de ces révélations lumineuses dont nous venons de parler. Indépendamment de ce qui reste encore inconnu dans les fonctions de la rate, on admet généralement que cet organe est chargé de surveiller les hématies, qui y arrivent comme en un lieu de dépot, pour être, suivant des modes déterminés, utilisées de nouveau. On s'accorde à trouver dans la pulpe splénique des globules diminués et altérés dans leur forme par une espèce de ratatinement ; on sait aussi que la veine splénique contient un sang moins riche en globules que celui d'aucune autre veine.

Or si dans la Malaria le volume de la rate va d'une hypérémie légère et éphemère à une hyperplasie durable, et atteint un poids véritablement incroyable, on est en droit de tirer cette conséquence logique que la rate contient une plus grande quantité de globules, et que ceux-ci par leur présence, leur densité, leurs métamorphoses, comme aussi par les dégâts qu'ils produisent sur le tissu propre de l'organe amènent une tuméfaction variable.

Il est de toute évidence que la texture du sang ne peut pas du premier coup être altérée dans toute sa masse. S'il faut en croire les calculs de quelques physiologistes, soixante billons de globules feraient en 24 heures quatre mille fois le tour de l'organisme humain; or ceux-ci peuvent bien laisser un *caput mortuum* dans la rate sans que pour cela il en résulte un grave dommage pour l'économie. Dans les circonstances où l'action de la cause infectieuse sur le sang n'amène pas une lésion profonde et étendue, la tuméfaction de la rate disparaît en peu de temps, soit par suite de l'interruption spontanée du processus pyrotégénique soit par suite de l'action merveilleuse produite par le divin remède. Mais il n'en est pas ainsi quand la cause infectieuse, quoique modérée dans son intensité présente une durée opiniâtre. J'ai vu des rates devenir énormes; je m'en rappelle une qui occupait les deux tiers de la cavité abdomidale, et dont le poids en peu de temps s'éleva jusqu'à 36 livres romaines. Dans ces cas malheureux les gens les plus étrangers à l'art comprennent l'état misérable dans lequel se trouve le sang : les pauvres malades ont les muqueuses décolorées, la peau livide, ils souffrent du froid, d'extravasations séreuses multiples et de tous ces symptômes qui attestent spécialement l'anémie cérébro-spinale et pulmonaire.

Nouvelle preuve de l'altération de la rate et du globule sanguin dans la surabondance du pigment, et l'embolie pigmentaire, qui, tirant son origine de la rate, et circulant à travers l'appareil veineux abdominal, peut aller se déposer jusque dans le foie, dans le poumon, dans le cerveau. Pour nous, qui avons autant que qui que ce soit l'habitude des examens cadavériques, il nous semble que l'on a attribué à ce fait une trop grande fréquence ; toutefois, laissant un point d'interrogation sur ce côté de la question, nous n'en appellerons pas moins toute votre attention sur le fait en lui-même, qui jette un rayon de lumière de plus sur la physio-pathologie du processus infectieux.

Dans l'empoisonnement carbonique dans la pneumonie, le globule sanguin, paralysé, ne peut plus fixer l'oxigène ; or dans la Malaria il se produit une action identique, plus lente, mais plus implacablement hostile au globule lui-même; elle empêche l'oxydation naturelle, les pertes de l'organisme ne sont plus compensées, et le sang altéré produit des lésions sur le centre respiratoire de la moelle. Aussi si dans la pneumonie et ses suites l'idée de la paralysie fonctionnelle du globule peut sembler exagérée dans le fait qui nous occupe elle atteint un haut degré d'évidence. On peut en effet expliquer les angoisses de respiration de bien des manières différentes, soit par la diminution du champ respiratoire envahi par l'exsudation, soit par la fièvre, mais la Malaria arrivée à la cachexie peut, sans qu'il y ait fièvre, sans qu'un centimètre de poumon soit dérobé au travail de l'oxydation,. amener une dyspnée fatigante. Enfin, outre ces preuves de l'altération du sang et en particulier des globules, fournies par l'état dyscrasique dont nous venons de parler, on trouve encore tout un ordre de symptômes constituant à leur heure le fait de la perniciosité; c'est ainsi que nous avons la pernicieuse épistaxique, hémoptysique, métrorrhagique, entérorrhagique, l'hématémétique, l'hématurique, la pétéchiale, l'hémacélinotique.

Mais revenons à la rate. Cet organe mystérieux qui tient les physiologistes embarrassés dans un dédale d'hypothèses peut être étudié, grâce à l'influence de la Malaria, même relativement à ses fonctions, en sorte que la clinique rivalise parfois avec la physiologie expérimentale.

Deux faits signalés par les observateurs se trouvent en présence. Ils se rapportent tous deux aux fonctions digestives de l'estomac.

Dans la période de défervescence de la fièvre, et après les premiers accès de la Malaria, on a noté que les malades accusent un appétit très-vif, tel qu'on peut les considérer comme des affamés.

Au contraire, arrivent-ils à un état de cachexie avancé, on voit apparaître une forme particulière de dyspepsie sourde à tout argument thérapeutique.

Dans le premier cas, la tumeur splénique molle

et de date récente disparaît presque complètement. Dans le deuxième, l'hyperplasie est durable et n'éprouve aucun changement. C'est tout au plus si les diamètres de l'organe se modifient sous l'influence d'une hyperémie passagère, qui paraît au début des accès, pour s'évanouir avec eux. J'ai vu des cas semblables, et il existe un grand nombre d'observations dans lesquelles les malades en proie à cette dyspepsie, liée à l'état de la rate, se rappelaient fort bien la voracité dont ils avaient souffert les premiers jours. Imputer ce fait à la pression exercée par la rate devenue énorme, sur l'estomac, dont les mouvements seraient gênés, ce n'est point l'expliquer d'une façon suffisante. Il y a une cause de plus, et c'est l'étude des puissances chimiques de la digestion qui la fera connaître, par l'examen spécial de la qualité des matières rejetées.

L'aversion que ces malades manifestent pour les substances albuminoïdes, l'examen des matières vomies, qui deux ou trois jours après l'ingestion permet de reconnaître des fibres charnues presque intactes, la perversion de l'appétit, le goût pour les substances qui n'exigent pas pour servir à la réparation de l'économie une action énergique de l'estomac, enfin la constante répétition de tout cet ensemble de faits, me firent supposer que la rate, avec sa circulation gastro-splénique, devait y intervenir pour sa part, et après un long et minutieux examen, j'arrivai à cette conviction que *la rate, avec ses vaisseaux courts veineux, était pour les cellules des glandes à pepsine ce que le système entier de la veine porte est pour les cellules de la glande biliaire.*

Notre première étude devait porter sur les dispositions anatomiques de la circulation gastro-splénique. Les anatomistes avaient passé bien légèrement sur le labyrinthe intriqué de ce district circulatoire, et ce qu'ils en savaient n'était pas grand'chose.

Les veines appelées vaisseaux courts constituent en moyenne cinq ou six canaux rectilignes, qui de la rate se dirigent au grand cul-de-sac de l'estomac. Ces veines, sont ordinairement réunies entre elles par des branches plus petites ; ces dernières sont disposées verticalement ou obliquement d'une anse veineuse à l'autre, de telle sorte que le cours du sang s'équilibre parfaitement dans ce système. Le défaut de valvules et de tout agent d'impulsion dans ce circuit fait que le sang peut le parcourir suivant deux directions en sens inverse, et se trouver à un moment donné, soit dans l'estomac, soit dans la rate.

Les veines qui de la rate vout au cul-de-sac de l'estomac, pénètrent profondément, et les injections capillaires qui, parvenues jusqu'aux glandes à pepsine, entourent de leurs myriades de petits canaux les éléments anatomiques qui les composent, attestent le haut intérêt fonctionnel qui s'attache à ce contingent veineux. Tout ce système spécial gastro-splénique se termine à côté de la rate, dans l'angle vasculaire constitué par une veine coronaire gauche etu ne splénique dont le confluent fome un tronc qui se dirige en bas et réuni à d'autres rameaux abdominaux, va grossir le tronc de la veine-porte, et pénétrer dans le foie.

Les grappes des glandes à pepsine sont, comme on le sait très-bien, situées en grande partie dans le cul-de-sac de l'estomac, précisément au point où les parois sont perforées par les vaisseaux courts que nous venons de décrire ; or, ces organes représentant un appareil lymphoïde rentrant dans le système satellite des veines, et les rameaux antérieurs, ou manquent complètement, ou sont nuls en comparaison des veines.

Les injections pratiquées par des branches veineuses de divers calibres, dans le but de mettre en évidence le champ de cette circulation, ont révélé les faits remarquables, que nous pouvons résumer comme il suit :

Quand l'injection a été poussée dans le tronc formé par la coronaire gauche et la splénique, on voit que les veines intermédiaires aux deux organes : les vaisseaux courts, avec les ramuscules déjà décrits, sont pénétrés merveilleusement par l'injection au même instant et du côté de l'estomac et du côté de la rate.

Toutefois le liquide, suivant la voie de la coronaire gauche, pourra se répandre par la veine de la grande courbure, à l'extrémité pylorique de l'estomac, à moins de ligature préalable.

Ceci, du reste, n'arriverait jamais si l'injection se pratiquait par un des vaisseaux courts. Dans ce cas, elle se réunirait en un point du cul-de-sac de l'estomac, et, pourvu que la pression s'accrût surabondamment, la deuxième veine rectiligne servirait de canal émissaire, et donnerait passage à l'injection. Ainsi le sang procède : des capillaires de la rate aux vaisseaux courts, des vaisseaux courts aux capillaires de l'estomac, au niveau des glandes à pepsine, des capillaires de l'estomac au tronc suivant de la veine courte.

Cette expérience a toujours donné le même résultat, quelle que soit la veine courte par laquelle fut poussée l'injection; et ces résultats de l'analyse, la synthèse vient aussi les confirmer en procédant : de la rate aux capillaires de l'estomac par les vaisseaux courts; des capillaires de l'estomac à la veine coronaire gauche ; de l'estomac, par les vaisseaux courts à la rate; des capillaires de la rate à la veine splénique; de la veine splénique et de la coronaire gauche au confluent.

Les injections fines que l'on conserve dans le cabinet de l'école, et qu'a faites mon excellent assistant, le docteur Antonio Valenti, dévoilent un fait digne de remarque : c'est que les capillaires, au lieu de se disperser, de s'étaler, comme c'est habituel, viennent entourer les éléments des glandes à pepsine, de la même manière que les capillaires de la veine porte entourent les grappes des cellules hépatiques, et cela est si vrai, qu'en examinant nos préparations, on croirait revoir sur l'estomac la préparation que Claude Bernard exécuta sur les capillaires du foie.

En poussant une injection par l'artère coronaire et l'autre par les veines déjà décrites, on observe seulement l'inosculation de quelques capillaires appartenant au double système.

Pour ce qui regarde le côté chimique de la question, la proportion très-élevée de carbone que l'on trouve dans la composition atomique de la pepsine, démontre une fois de plus et jusqu'à l'évidence qu'un produit qui en contient soixante pour cent ne peut exister que de par un contingent veineux. Or de tous ces arguments, j'ai conclu fatalement qu'une des principales fonctions de la rate est de fournir aux glandes à pepsine, par les vaisseaux courts, les éléments nécessaires à la préparation de ce suc, qui joue un si grand rôle dans les phénomènes chimiques de la digestion. Qu'on ne vienne pas dire que si ces conclusions étaient vraies les cas de dyspepsie consécutifs aux lésions de la rate devraient être beaucoup plus fréquents et plus graves que ceux qu'on rencontre dans la pratique ; car il faut considérer que le défaut de pepsine ne nuit pas aux substances qui n'ont besoin de la digestion stomacale que pour être dissoutes, ni à celles que la diastase salivaire suffit à rendre propres à l'absorption.

L'étude de ce district circulatoire gastro-splénique n'est pas seulement intéressante par ce qu'elle dévoile une nouvelle fonction de la rate, elle nous fournit encore la preuve *de l'existence d'une petite circulation abdominale qui est en antagonisme avec celle que nous savons exister dans le tissu pulmonaire, je veux dire la petite circulation thoracique.*

En effet, j'ai remarqué que dans le feuillet supérieur de l'épiploon gastro-splénique, si l'on soulève l'estomac et si l'on découvre le pancréas dans toute son étendue, on aperçoit la grosse veine qui, parcourant horizontalement le bord supérieur du pancréas, et recevant de l'intérieur de la glande de nombreuses collatérales, va se jeter directement dans le côté gauche de la rate. Cette veine, dont le calibre égale la moitié de celui de la veine cave, est à peu près perpendicnlaire à la colonne vertébrale ; elle est de plus privée de valvules, et comme elle est située immédiatement en arrière de l'estomac, ce viscère peut venir la comprimer lorsqu'il est à l'état de tension. Toutes ces remarques minutieuses, dans le but d'expliquer le mécanisme de cette circulation, font bien comprendre l'utilité de pressions s'exécutant sur la colonne sanguine. D'un autre côté, près de la tête du pancréas, bien qu'ayant des rapports avec la pancréatico-duodénale, elle va par son tronc principal faire partie du système de la veine porte. Voilà donc une grosse veine qui relie transversalement le foie à la rate, en passant sur le pancréas, avec lequel elle établit des relations vasculaires. Cette veine privée de tout agent d'impulsion pour le sang, forme le complément de la petite circulation, constituant, avec un canal émissaire, la moitié inférieure du cercle que nous allons considérer.

Reprenons maintenant toute la zone du circuit veineux que nous avons décrit dans le district gastro-splénique, et le confluent qui résulte de la rencontre de la coronaire gauche et de la splénique, se rendant au foie, réunissons cette partie avec celle que nous avons suivie à travers le foie, le pancréas et la rate ; le cercle est complet, or dans ce cercle une artère, *l'artère cœliaque, n'a pas de veine homonyme.* Devant la disposition de ce circuit veineux, ces innombrables prolongements intermédiaires destinés à le régulariser, la physiologie, l'anatomie, la physiologie pathologique, la clinique, la chimie s'accordent à prouver l'existence d'une petite circulation abdominale, dont la fonction principale doit être *d'utiliser les matériaux hydrocarbonés dans les actions chimiques qui vont s'accomplir sous son influence immédiate.* Tandis que la petite circulation thoracique a pour mandat *d'éliminer l'excès de l'hydrogène et du carbone pour fixer l'oxygène et changer la nature du sang,* le rendant propre à l'œuvre de la combustion, ou, pour mieux dire, de l'oxydation progressive des éléments, surlaquelle repose la loi des échanges moléculaires et des processus nutritifs.

En effet, si l'on examine au point de vue chimique les sécrétions des organes auxquels fournit la petite circulation veineuse, il n'est pas possible de ne pas être frappé de l'énorme quantité de carbone et d'hydrogène que contiennent aussi bien la *pepsine* que le *suc pancréatique* et la *bile.*

L'étude de cette grande veine, qui, du foie à la rate traverse le pancréas, reçoit de nombreux rameaux des veines pancréatiques privées comme elle de valvules et se place d'une façon précise derrière l'estomac, fait bien voir comment elle peut être comprimée par cet organe à l'état de tension, contre la colonne vertébrale ; compression qui est favorisée par la manière dont elle court sur la glande. On sait en effet, que du côté de la rate et dans un tiers de son étendue, elle se trouve sur la face antérieure du pancréas ; puis elle en contourne le bord supérieur et se place sur la face postérieure, constituant ainsi un mécanisme circulatoire du plus haut intérêt ; attendu que l'affaiblissement du courant sanguin amène dans la rate un état de congestion énorme, qui la force à se décharger en plus grande abondance par les vaisseaux courts dans le cul-de-sac de l'estomac ; en même temps stase dans les veines pancréatiques, à cause de leurs nombreuses ouvertures dans la veine émissaire ; le foie ne recevant pas de celle-ci une quantité suffisante de sang, la splénique antérieure, la coronaire gauche et le confluent lui en apportent un plus grand contingent. Or, qui ne voit combien ce mécanisme circulatoire est propre à fournir aux organes la quantité plus ou moins grande de sang dont ils ont besoin dans l'exercice respectif des fonctions digestives qui leur sont dévolues ? La pression de l'estomac sur la veine cesse-t-elle, la circulation reprend son équilibre, la zône postèrieure du petit circuit veineux abdominal se décharge, la stase sanguine du pancréas diminue, et le sang se précipite avec une impétuosité plus grande vers l'extrémité gauche de l'estomac. Voilà d'une façon très-nette la manière dont la petite circulation abdominale est chargée de fixer dans le cercle des organes déjà décrits les matériaux hydrocarbonés nécessaires à leurs fonctions, tandis que la petite circulation thoracique est destinée à éliminer le superflu de ces éléments chimiques, et à fixer l'oxygène pour opérer le phénomène de l'hématose (1).

Quand on cherche quel peut-être l'appareil d'épuration du sang, on arrive, par une suite de considérations toute naturelle à localiser cet appareil, pour le sang veineux dans le foie et le cloaque intestinal et pour le sang artériel, dans les reins ; ce qui vient à l'appui de ce que nous avons dit, que tandis que dans le foie abondent les matériaux hydro-carbonés dont la source naturelle est dans le sang veineux, ils font dans le rein, complétement défaut. Chacun sait, en effet, quel est le chiffre des carbonates qui se rencontrent normalement dans les urines.

La physiologie expérimentale est aussi venue confirmer cette étude, et spécialement la partie qui a trait à la nouvelle fonction de la rate ; d'après mes conseils, un jeune homme d'une haute valeur, un de mes élèves, le Docteur Roseo, a entrepris cette tâche qu'il a poursuivie avec talent et habileté ; mais je veux lui laisser la satisfaction d'exposer lui-même

(1) La figure placée à la fin de l'ouvrage représente :
L'estomac détaché du duodenum, des ligaments phrénico-gastriques, et de l'épiploon gastro-colique, et placé à gauche de la rate. Le feuillet spléno-gastrique et les vaisseaux qui le parcourent ont été conservés — Le pancréas est découvert pour montrer la position. la distance, les rapports du canal émissaire spléno-pancrético-hépatique et spécialement les ouvertures des petites veines pancréatiques.

son travail. On ne s'étonnera pas, si, parlant de la petite circulation abdominale, j'ai omis le contingent des mésaraïques et des veines inférieures. Je l'ai fait à dessein, attendu qu'elles obéissent à la loi génerale des branches qui composent le système porte; elles ne présentent pas de relation directe avec la portion supérieure de la circulation viscérale, qui à partir de la rate se peut diviser en deux sctions 1° Section postérieure *splénico-pancréatico-hépatique.* 2° Section antérieure *splénico-stomacale-hépatique.*

La réaction de l'organisme pris dans *son ensemble* en présence de la Malaria, est caractérisé par le type de la fièvre. Avant tout, elle est *intermittente* ; c'est là le criterium principal et fondamental qui permet de reconnaître la cause. Il est certain qu'ici, pour bien s'entendre, il faut recourir au terme scolastique d'intermittentes *légitimes*, parce qu'il y a bon nombre de fièvres qui, dérivées d'une lésion interne ou d'un autre agent infectieux, revêtent la même apparence, du moins pour les yeux peu exercés et peu perspicaces.

Chacun connaît les types ordinaires de la fièvre intermittente légitime; grâce à l'expérience des siècles passés, on a des notions assez exactes sur le plus ou moins de fréquence de l'un ou de l'autre, sur les modes d'invasion ou de terminaison des paroxysmes, sur le type qui dénote soit l'intensité de la cause, soit l'opiniâtreté de l'attaque, ou l'approche de la Perniciosité, soit enfin la disparition de l'état morbide, grâce à un phénomène que nous allons décrire

l'extension des paroxysmes. Mais il s'est élevé dans les idées une confusion née des noms maladroits adoptés par certains écrivains, français et allemands pour désigner le fait grave, mais assez ordinaire, de la perversion du type fébrile, lorsque les stades apyrétiques diminuent progressivement.

Je n'essayerai pas en termes nouveaux de répéter ce qu'a si clairement démontré un de mes amis, le docteur Bastianelli, il y a quelque temps, dans la critique si judicieuse qu'il a faite des travaux de Colin. Le mot *rémittence* adopté pour les fièvres de Malaria exprime une idée fausse, attendu que toute fièvre entée sur un catarrhe gastro-intestinal ou bronchique, ou mieux, accompagnant un processus, quelle que soit la cause de ce dernier, présente le plus souvent des accès et des rémissions très-nettes, sans pour cela qu'elle doive être rapportée le moins du monde à la Malaria. Le mot *rémittence* n'exprime rien d'exact; on n'est pas en droit de l'appliquer à telle variété de genèse ou de processus plutôt qu'à telle autre; et ce serait certes bien mal raisonner que de vouloir soumettre à des préparations de quinine un malade dont la température s'abaisserait d'un degré ou d'un degré et demi le matin et qui présenterait une légère sueur sur le front, accompagnée de moiteur générale ; mais la justesse et la précision du diagnostic, lorsqu'il s'agit de reconnaître l'élément Malaria, même dissimulé sous les formes les plus compliquées, est précisément ce qui distingue nos confrères qui font preuve d'une clairvoyance et d'une perspicacité remarquables, tous

quels qu'ils soient, les plus dépourvus de pratique comme les plus expérimentés. J'en appelle aux statistiques de nos hôpitaux, au chiffre des morts et des guérisons, témoignage indiscutable de la valeur insigne de nos collègues et de leur habileté à découvrir les intermittentes vraies, devenues pernicieuses en prenant le type continu. N'y a-t-il pas de quoi s'étonner de voir que pendant une année, sur trois cent cinquante fièvres pernicieuses, parmi lesquelles cent cinquante-six furent subcontinues, il n'y eut que trente-trois décès? Tandis que sur huit cent quatre-vingt-six pernicieuses enregistrées par Bailly à Rome, on note trois cent quarante-une morts, et la moitié au moins dans les statistiques de Haspel et de Nepple.

Ainsi nous n'imiterons donc jamais les Français et les Allemands, qui appellent *rémittentes ou continues les fièvres subcontinues*. Nous ne les nommerons pas ainsi, parce que la rémittence, comme nous l'avons déjà dit, étant le propre de toute fièvre continue, ne peut de par soi faire penser à la Malaria, parce que les fièvres de Malaria sont de leur nature absolument *intermittentes* et non rémittentes, ce qui est fort clairement prouvé lorsque leur type, en s'éclipsant, passe par la *subcontinuité* et la *subintrance*.

Au thermomètre et à l'observation clinique, une subcontinue véritable peut assez bien ressembler à une ligne composée de plusieurs parties qui se rejoignent, mais sans se toucher, qui sont conti-

guës mais non continues, il n'est pas besoin d'une longue observeration pour s'en convaincre.

Il est facile de comprendre que si la Perniciosité est en raison directe de la cause infectieuse, elle se manifeste par la réaction de l'organisme *dans son ensemble* c'est-à-dire par la fièvre, et par sa manière d'être, qui se détermine d'après le type qu'elle affecte ; *or la Perniciosité du type réside dans la subcontinuité.*

Les hommes spéciaux, sans méconnaître la subcontinuité des accès, savent bien qu'il n'est pas toujours facile de la distinguer. Ils voient sous leurs yeux diminuer la distance qui sépare les paroxysmes, la sueur, le tremblement; mais, si voilée qu'elle soit par sa marche presque continue,ils savent trouver la fièvre intermittente, et ils la trouvent, parce qu'ils l'ont vue naitre avec un type certain et bien déterminé, et qu'en la combattant dans ses ressemblances cachées par le remède souverain, ils l'ont vue, aux premières doses, revenir souvent à son premier type, que l'intensité du processus et la rapidité des retours avaient étrangement perverti.

L'étude du type pernicieux va nous faire connaître les formes variées, sous lesquelles la fièvre intermittente peut prendre l'aspect d'une fièvre continue. La seule forme véritable dans la fièvre pernicieuse , est *l'augmentation numérique des paroxysmes en un temps déterminé*, c'est-à-dire la diminution progressive, puis la disparition du stade apyrétique. Cela explique comment en une seule journée, trois ou quatre fois s'annoncent les signes fugaces des accès, qui se montrent puis disparaissent, en se précipitant les uns sur les autres. C'est là, Messieurs, la Perniciosité révélée par le type; il importe que vous considériez ces faits avec la plus grande attention, car il existe une autre forme sous laquelle une fièvre réellement intermittente paraît continue, je veux parler *de l'extension des paroxysmes*; l'accès se prolonge plus que d'ordinaire et parfois à tel point que le froid de l'accès suivant anticipe sur la sueur de celui qui a cours. Pour cette forme, *la véritable extension des paroxysmes*, elle est tout autre que pernicieuse; vous pouvez vous croiser les bras et assister tranquillement à ses symptômes bénins, qui présagent une cessation spontanée. Dans les comptes rendus de notre clinique, nous avons soin, pour l'instruction des élèves, de signaler leur apparition, puis nous suivons jusqu'à sa fin la maladie, sans aucune intervention thérapeutique. Aussi sommes-nous fort étonné de trouver dans Griesinger la confusion commise entre l'idée des paroxysmes subintrants et l'idée des paroxysmes subcontinus. Et nous, auxquels le praticien de Modène (1) a légué le livre le plus splendide qui ait été écrit sur cette maladie, livre que l'Allemand que j'ai cité décore du titre de *classique*, nous devrions aujourd'hui, acceptant toutes les revendications étrangères, nous enivrer avec les breuvages empoisonnés de ces doctrines exotiques, sans respect et sans souvenir pour les immortels travaux de nos pères !

(1) Torti.

Un des caractères les plus saillants de la Malaria c'est d'atteindre des hauteurs thermométriques peu communes aux autres pyrexies; on note tous les jours des températures de quarante et quarante un degrés (thermomètre Celsius). Le *maximum* de chaleur, observé sur des malades qui ont guéri, fut atteint pendant un accès de fièvre intermittente (41, 75). C'est l'histoire des fièvres d'infection en général, avec cette remarque que l'énorme accroissement de la température, le type spécial et le défaut d'autres causes infectieuses, témoignent en faveur de la genèse spéciale; on a de plus noté que le maximum de température se trouve fort souvent le matin; alors, sauf de rares exceptions, c'est là un signe précieux pour le diagnostic différentiel. L'intensité de la fièvre se manifeste par une diminution rapide des substance grasse et azotée. Aujourd'hui plus qu'à aucune autre époque on rend justice à la doctrine de Gallien, qui évalue l'intensité de la fièvre à la chaleur rigoureusement mesurée, et l'on a ressuscité à propos les idées de De Haën, à grand renfort d'observations cliniques, et grâce à l'heureuse adoption d'une séméiotique basée sur la température. Ceci, avouons-le, nous le devons aux Allemands.

La durée d'un accès fébrile est variable ; on peut pourtant l'évaluer en moyenne de 9 à 18 heures. Pour vous, qui connaissez fort bien la Perniciosité du type, cette limite ne vous paraîtra guère applicable aux subcontinues, mais bien aux comitantes (1) qui, en raison des symptômes, peuvent présenter la durée même *maximum*.

Nous voilà arrivés au point culminant de la doctrine qui nous occupe, c'est à dire l'examen analytique des processus locaux. Nous disons que le processus local évoluera sur la base immuable d'une congestion dyscrasique. Aussi bien l'anatomie pathologique, pour ce qui regarde la Perniciosité, offre un chapitre court et facile. Que dire de l'embolie pigmentaire, invoquée par quelques-uns comme le fait capital de la Perniciosité étudiée sur le cadavre? En ayant déjà parlé j'estime inutile d'en faire de nouveau la critique; tout ce que j'ajouterai pour être d'accord avec les faits, c'est que nombre d'examens nécroscopiques ne l'ont pas révélée, qu'elle paraît fort improbable, sinon impossible pour les sujets que les premiers accès ont frappés mortellement, et qu'il n'est pas vraisemblable d'admettre, dans le pigment qui représente la matière organique à un état de réduction extrême, le développement ultérieur d'une force dyscrasique. Ce qui nous dissuade d'attribuer cette origine aux embolies capillaires, c'est que nous n'en retrouvons pas les suites habituelles rapides, si connues des anatomo-pathologistes, et que les lésions mécaniques de l'embolie capillaire non dyscrasique, ou seraient incapables d'amener la mort, ou devraient par leur étendue altérer profon-

(1) On sait que Torti divise les fièvres pernicieuses en comitantes, celles qui sont jointes à un sympôme mortel, et en solitaires, celles dont la gravité ne dépend que de la forme morbide elle-même. (Note du Trad.).

dément les viscères envahis. Quoi qu'il en soit, l'intérêt qui s'attache à l'organe qui est devenu le siége de ce fait morbide varie en raison des actions réflexes qu'il peut faire naître dans l'organisme entier.

N'oublions pas, Messieurs, que l'organe envahi peut constituer en lui-même toute la question du diagnostic et du pronostic ; c'est ce qui arrive dans les fièvres *larvées*, que l'on appelle fièvres sans fièvre, mais que l'on reconnaît toutefois capables de donner la mort. En effet, stase sanguine, œdème collatéral, action d'un sang dyscrasique sur les éléments anatomiques, compression opérée sur ces éléments par la congestion, altération fonctionnelle non compensée, voilà autant de conditions à la merci desquels se trouve l'existence. Tout l'intérêt réside dans l'étude de l'organe atteint et de la lésion qu'il présente. Cela prouve une fois de plus qu'on se trouve en présence d'un fait de Perniciosité indépendant de l'intensité de la cause, mais lié à des dispositions cachées, à des conditions individuelles ou à un ensemble de raisons étrangères à la puissance infectieuse.

Ces fièvres larvées affectent un type et un processus anatomique semblable à ceux des autres fièvres. Ce sont des fièvres locales, et les fièvres locales doivent amener une réduction locale des éléments anatomiques, à laquelle l'organisme dans son ensemble ne prend aucune part. Le processus anatomique sur l'organe et les symptômes fatals qui en dérivent constituent en dépit de l'apyrexie générale un terme extrême, maximum de l'influence individuelle dans la production de la Perniciosité. Vient comme terme moyen la fièvre comitante de Torti ; et comme autre terme extrême de la Perniciosité la fièvre privée de symptômes dominants ; ce dernier est constitué par la fièvre en elle-même, ce qui révèle le plus haut degré d'infection de la Malaria, ou par la réaction à la cause infectieuse de l'organisme dans son ensemble; c'est là la Perniciosité du type fébrile. Il en résulte clairement que l'influence individuelle, tantôt tient le premier rang dans lagravité pathogénique,tantôt s'unit,s'allie à la fièvre qui est le langage, l'expression de la réaction de l'organisme ; bien souvent pourtant l'influence individuelle se révèle peu ou ne se révèle pas dans le fait de l'infection suprême, c'est ce qui arrive dans les vraies fièvres subcontinues.

Dans les subcontinues ordinaires,il est rare de rencontrer un symptôme dominant, en général un ou plusieurs appareils contribuent à tracer l'image clinique. Elle se présente alors sous les apparences d'un type morbide déjà connu ; mais, pour qui veut bien réfléchir, de nombreuses et sérieuses raisons l'en séparent; je ne répèterai pas ce que j'ai déjà dit sur les subcontinues en général et sur la pneumonique en particulier (1); vous n'avez pas oublié, j'en suis sûr, quel intérêt il y a dans la comparaison, entre les images cliniques fournies par les subcontinues et les maladies ordinaires qui les simulent. Si la fièvre larvée est un symptôme pernicieux, une fièvre

(1) *Journal médical de Rome*, fasc de mai 1866.

locale manifeste ou à l'état latent, si la comitante est une fièvre bénigne par le type, pernicieuse par les symptômes, la subcontinue ne l'est ni par les symptômes, ni par la forme, mais par ce type fébrile que caractérisent des accès multipliés, se rapprochant, se précipitant les uns sur les autres, une température très-élevée, et une réaction intense de l'organisme entier en face de cette puissante infection

Il serait oiseux, Messieurs, de vous décrire les formes les plus variées des fièvres subcontinues telles que : *bilieuses, typhoïdes, catarrhales, composées*, trop souvent ces exemples ont repassé sous vos yeux pour qu'ils ne soient point fixés dans votre mémoire. Ils seront pour vous, si vous vous les rappelez, un véritable abrégé médical, non-seulement par eux mêmes, mais par la manière dont s'éclaire leur diagnostic, si souvent difficile au premier coup d'œil.

Les fièvres à type pernicieux, ou subcontinues, constituent un des côtés importants de notre pratique, vous le comprendrez sans peine ; sur 356 fièvres pernicieuses, nos statistiques ne relèvent pas moins de 193 subcontinues. Il est vrai que pour qualifier une subcontinue ordinaire et la distinguer des autres formes, il faut plus que des connaissances vulgaires. Sans nous arrêter plus longtemps à cette statistique, revenons sur la valeur des observations, nous pourrons conclure que : dans les subcontinues, parfois la forme morbide reste indistincte, telle autre fois elle est assez nette pour mériter le qualificatif de son espèce.

De tout ce que nous venons de dire nous conclurons enfin que :

(*a*) Il y a deux espèces de Perniciosité.

(*b*) La première présente un fait complexe, dans lequel l'influence individuelle a la primauté.

(*c*) Cette primauté ne se trouve nullement en rapport constant avec le type, l'intensité et la durée du processus fébrile.

(*d*) La fièvre larvée constitue un des termes extrêmes de l'influence individuelle ; l'autre terme est un symptôme fatal, joint à une fièvre plus ou moins grave, et invariable dans sa Perniciosité.

(*e*) La seconde est la Perniciosité liée à la fièvre ou au type fébrile.

(*f*) Elle ne présente qu'exceptionnellement un symtôme dominant.

(*g*) Elle se lie presque toujours à une forme morbide déterminée, entretenue par la Malaria, et subordonnée à son influence.

Le traitement de la Malaria trouve une division scolastique, mais pratique dans les dénominations de *spécifique* et *symptomatique*. Il n'est pas besoin de vous recommander l'étude de la tolérance individuelle des malades pour les sels de quinine, des modes variés de leur administration, des doses strictement nécessaires, et de ce qui peut renforcer leur action dans les cas où il faut agir avec une certaine énergie.

Vous avez vu souvent, à ma clinique, quels services est appelé à rendre le camphre dans les formes les plus menaçantes; vous ne l'oublierez pas. La saignée, fuyez-la comme la peste; dans les cas extrêmes seulement, quandla réplétion veineuse est énorme et qu'elle menace en même temps plusieurs organes indispensables à la vie, vous pouvez y recourir d'une main prudente;elle n'est autorisée que dans des cas assez graves pour justifier l'emploi d'un *remède à double tranchant*. Même au milieu de cet engoûment étrange et universel pour la saignée, qu'aujourd'hui le bon sens, l'expérience et l'humanité, ont reléguée dans les limites d'une sage application, des écrivains de grande renommée la condamnaient dans le traitement de la Malaria et publiaient bien haut les malheurs qu'une témérité inconsidérée avait plusieurs fois provoqués. Il n'en est pas de même des applications de sangsues et de ventouses, qui ont été d'une incontestable utilité. L'émétique végétal est appelé à rendre de précieux services, avant et pendant le paroxysme fébrile, à moins de contr'indication notoire. On peut aussi faire usage de l'émétique minéral, associé au sulfate de quinine, quand on se trouve en présence de certaines formes, qui peuvent bénéficier d'une action perturbatrice et adynamique. Les vésicants sont toujours inutiles, souvent dangereux; les purgatifs, dangereux pendant, après l'accès peuvent être fatals ; les excitants périphériques sont un bon moyen, quand on n'a pas lieu de redouter les actions réflexes.

La transformation du symptôme en crotopathie (1) a été signalée par des écrivains de valeur, avant tous par Torti ; pour nous, dans notre pratique clinique, nous en avons observé des preuves des plus évidentes. Dans de nombreux cas de fièvre subcontinue pneumonique, nous avons vu, chez les malades qui étaient soumis à des doses de sels quiniques capables de terrasser en peu de temps l'influence causale, la pneumonie congestive dycrasique se changer en pneumonie exsudative. Nous avons fait la contre-épreuve, renonçant aux fortes doses, et administrant dès le début de faibles quantités de sulfate de quinine, en y ajoutant un granule de tartre stibié, sur treize cas où nous avons encore observé cette affection, il y en eut onze dans lesquels la complication redoutée n'eut pas lieu.

Les complications phlogistiques, ou pour mieux dire exsudatives, que l'on voit surgir et se développer sur les congestions dyscrasiques, qui sont la base des processus anatomiques dérivés de la Malaria, condamnent sans merci les théories du Berlinois, qui prétend que l'irritation nutritive et formative des cellules détermine une plus grande absorption des sucs nutritifs, et que c'est là la cause de l'hypérémie, quand au contraire de très-habiles observateurs, tant anciens que modernes (Andral Rokitansky), ont accordé la première place dans l'ordre chronologique à l'hypéremie, qui, par conséquent, est antérieure à la période de néo-formation;

(1) Le mot crotopathie signifie maladie principale. (Note du trad.).

ces observations, ces autorités ne sont pas seules à militer contre la pathologie cellulaire, n'ai-je pas vu et démontré, non-seulement à mes collègues distingués, mais à vous tous, que l'opacification des lames de la cornée suivait invariablement la congestion des vaisseaux épicornéens ; ce fut même à propos d'un de ces faits que je réclamai l'attention universelle pour constater une fois de plus la fausseté du théorème proclamé par Virchow.

La thérapeutique doit s'inspirer d'une grande prudence, quand elle se trouve en présence des cas que je viens de signaler, de la transformation du symptôme en crotopathie ; car débiliter le malade c'est le tuer, et l'exposer mourant à une seconde infection de la Malaria. Cette complication trouble profondément la crase des matériaux exsudatifs et dispose à un autre ordre de processus infectieux.

La prophylaxie s'inspire elle aussi du fait qui trouble l'économie : d'un côté l'organe lésé, de l'autre les restes de la Malaria ; l'organe lésé est trop variable pour que nous en disions rien, on le comprendra sans peine; pour ce qui regarde le deuxième point, la tâche est aisée, mais il faut soumettre le malade pendant longtemps aux précautions et aux remèdes opportuns, surtout si l'on se trouve dans l'un des quatre mois que nous avons signalés. Le premier conseil doit être de fuir le pays infecté, et de se retirer à plusieurs kilomètres de la ligne qui, de Porto-d'Anzio, joint Terracine; et, si l'on ne peut le faire, il faut au moins franchir la première chaine des montagnes qui font front à ce rayon maritime, et gagner le sommet de quelque colline boisée, où l'air soit pur, ou du moins non vicié par les vapeurs humides des vallées et de la plaine, les miasmes des canaux, ou l'eau stagnante des marais. J'ai souvent observé un phénomène que je signale en passant. Quand les habitants de Rome, pendant l'été ou les loisirs de l'automne, se rendent dans quelque pays élevé, la couleur de leurs fèces change; au lieu de la biliverdine c'est la bilifulvine qui domine; l'explication ne m'en semble pas difficile : on sait en effet quelle affinité existe entre la biliverdine et l'hématoïdine; on sait aussi, d'après les démonstrations de quelques physiologistes, que la matière colorante de la bile se forme aux dépens de la matière colorante rouge des globules décomposés dans la rate. Il y a un autre fait digne de remarque : l'observation clinique enseigne que des hommes devenus hémorrhoïdaires par des altérations du foie et de la rate, conséquences de la Malaria, se voient souvent guéris sans autre remède que le séjour salubre de quelque colline escarpée.

Une fois connus les effets de la Malaria sur l'organisme humain, on peut juger équitablement l'appareil thérapeutique qu'on lui oppose. Le quinquina et ses alcaloïdes exercent une action qu'on peut à bon droit appeler « spécifique. » Mais quelles que soient les suppositions plus ou moins logiques que l'on puisse formuler sur son mode d'action, on se trouve embarrassé dans un cercle d'hypothèse, et, jusqu'ici, la chimie n'a su nous faire connaître quel était le principe qu'abandonnait l'alcaloïde chimique dans l'organisme ; quand on le recherche par l'examen de l'urine des malades, on obtient une substance fort amère, mais elle ne cristallise pas.

Si l'action du quinquina doit être tenue pour mystérieuse, on ne saurait en dire autant de certains médicaments puissants que l'on donne dans le même but.

L'*arsenic* et le *camphre* agissent énergiquement contre l'état de paralysie du système ganglionnaire. Le *fer* est l'agent réparateur du globule. L'administration de ces médicaments, destinés à triompher des restes d'une infection grave ou de longue durée, sera d'un plus grand poids, et dictée par un judicieux sentiment d'opportunité, si l'on tient compte des dispositions particulières du sujet. Quand dans les fièvres d'automne invétérées, la quinine donnée et redonnée n'a produit aucun effet, une certaine dose d'alcaloïdes salins, jointe à ces vigoureux alliés, réussit merveilleusement. J'ai pour habitude de me servir de la formule suivante :

Sulfate quinine,	1 gr. 200
Solut. s. a.	
Acide arsénieux,	0 gr. 05
Tartrate ferrico-potassique,	12 gr. 00
Aq. distillat.,	500 gr. 00

Je conseille au malade d'en prendre le premier jour qui suit la fièvre une cuillerée à soupe par heure, le second jour une toutes les deux heures, le troisième jour une toutes les trois heures, et ainsi de suite, en diminuant jusqu'à une le matin et une le soir. Les faits ont toujours répondu à mon attente.

Vous rappelerai-je que les convalescents ont besoin d'une nourriture restauratrice? Ils s'alimenteront de viandes à peine rôties; ils boiront des vins généreux, spécialement des vins rouges secs. Il leur faut encore du sommeil et du mouvement que l'on proportionnera à leur faiblesse. Qu'ils se tiennent en garde contre les brouillards, la fraîcheur du matin et les changements brusques hygro-thermo-électriques, qu'ils aient soin de se couvrir le corps de laine. Qu'ils évitent les bains chauds, l'usage du poisson, et tout ce qui peut débiliter l'organisme, les passions de l'âme, l'abus des plaisirs des sens et l'inertie qui n'est pas motivée par une fatigue exagérée.

L'idée de la mort se présente nécessairement associée à celle de la Perniciosité; et, quelles que soient les ressources de l'art, en face d'un mal si grave, le médecin le plus instruit et le plus ignorant des profanes ressentent à première vue la même crainte. Bien vite pourtant, le premier, grâce à ses connaissances de l'art, saura s'il doit rester sans inquiétude au milieu du danger, ou désespérer de toute médication malgré les allures en apparence bénignes de la maladie.

Dans la Perniciosité, la mort peut être due à deux sortes de causes: les unes relatives à l'individu, les autres aux effets de la Malaria. Les fièvres pernicieuses, accompagnées de coma, sont terribles chez les vieillards ; dans ces cas, la maladie touche à la défervescence, mais n'arrive pas à l'apyrexie, le thermomètre s'abaisse à 38° 5, 38°, mais le symptôme dominant, quoiqu'un peu diminué, ne s'amende jamais notablement, la transpiration est languissante, froide, partielle, le corps défaille, tombe inerte et, sans que la fièvre augmente, le symptôme arrive jusqu'à l'apoplexie imminente; vient ensuite le cortége habituel des phénomènes qui la caractérisent, et le malade succombe. Vous avez pourtant administré le remède à doses généreuses, et l'examen des urines vous a prouvé qu'il était absorbé. Il est clair que dans ce cas la congestion paralytique a frappé les vaisseaux, atteints déjà d'une lésion histologique antérieure et que cette lésion a été la raison individuelle de la mort, une fois que les accès eurent disparu.

La pernicieuse algide est aussi fort grave, et le plus souvent entraine la mort. Ici ce n'est plus, on le voit, une question de symptôme, mais de forme et l'explication de cette gravité extraordinaire, rentre dans la question générique.

Quelquefois le malade est sorti sain d'un paroxysme gros de menaces, mais survient un affaiblissement progressif; votre cœur se serre à la vue des espérances de ses proches, car vous savez qu'il présage un trépas inévitable au milieu d'un accès prochain et irréparable.

Ainsi les lésion organiques, qui marquent les symptômes du cachet de l'influence individuelle, de même que les défaillances de l'organisme peuvent perdre inexorablement le malade; les premières parce que la congestion paralytique triple leurs dangers dans l'ordre organique et fonctionnel, les secondes parce que les pertes de l'organisme, que rien ne peut plus soutenir, le tuent par épuisement. Il arrive parfois que la forme du symptôme pernicieux qui nous le savons, surgit accidentellement en face de l'infection, que personne n'engendre nécessairement par soi-même, met obstacle aux puissants moyens de l'art; je citerai comme exemple la forme émétique ou cholérique. Il restera toujours, direz-vous, la seringue de Pravaz, mais souvent vous y aurez vainement recours; c'est ce qui m'est arrivé dans deux cas distincts.

Au nombre des conditions qui aggravent la perniciosité plaçons la puerpéralité. Dans cette circonstance la femme, exposée à mille risques, trouvera plutôt la mort dans un accès de fièvre; le fait de l'éclampsie mérite ici surtout une grande attention. Le nervosisme en général peut aussi en certaines circonstances devenir fatal. Dans un cas, à propos duquel j'eus une consultation avec mon illustre collègue le docteur Polvérosi, une attaque d'hystérie tua brutalement une infortunée jeune fille sous les yeux de son fiancé, au moment même où un paroxysme pernicieux touchait à la défervescence et au milieu des illusions les plus rationnellement fondées sur l'absorption du remède.

Que si ces causes de mort et bien d'autres ne dérivent pas de la nature même de la Malaria, il en est beaucoup qui en dépendent directement, en dépit d'un traitement énergique et bien dirigé. Celles là, on reconnait bien vite qu'elles sont engendrées par une cause infectieuse. Sous un point de vue purement empirique, on voit parfois dans les fièvres subcontinues, qui sont la manifestation d'une infection profonde, telle forme, tel symptôme que de par l'expérience on sait être mortel; mais pour peu que l'on élargisse la sphère de la paralysie et de l'action d'un sang dyscrasique on retrouve facilement à l'aide d'une analyse soignée la raison de la mort. Teinte jaune-verdâtre de la face, obscurité de la vue, obtusion des sens, haleine froide, respiration soufflante, comme si l'air parcourait, sans pénétrer dans les cellules, le trigône trachéo-bronchique, gargouillement produit dans l'estomac par la déglutition des liquides, pouls ondoyant, douleur vertébrale profonde à la hauteur des premières lombaires, élévation de la température jusqu'à 42° avec pouls fréquent, filiforme, insaisissable, ictère, celui qu'on appelle hématogénique, avec taches hémorrhagiques, tension extrême des hypochondres, chaleur mordante le long du trajet des artères périphériques, larges taches cutanées rouges livides, comme dans l'intoxication carbonique, relâchement musculaire, stupeur profonde ; tels sont les phénomènes qui caractérisent les périodes préagonique et agonique.

Dans la fièvre subcontinue quand la marche a perdu toute régularité, la température restant toujours très-élevée, on voit à plusieurs reprises deux, trois, quatre fois dans la journée, apparaître des sympthômes menaçants, étranges : surdité, cécité, dysphagie, état paralytique de la langue, de la face, des extrémités, perte de conscience, délire, convulsions épileptiformes, aphthes, muguet, hoquets; ces symptômes éphémènes fournissent au médecin un double critérium pour la séméiotique et le pronostic, d'abord en dévoilant sous l'apparente continuité de la fièvre l'irruption d'un paroxysme nouveau, en second lieu, en révélant une profonde et progressive lésion des centres nerveux et sanguin. Il ne reste alors que bien peu d'espoir de conserver la vie du malade. Que si nous passons à un examen scientifique de ces faits, nous verrons facilement, après ce qui a été démontré, qu'ils se lient ou à une paralysie ganglionnaire plus complète, ou à une hémo-dycrasie plus avancée, ou à un ordre d'actions réflexes dérivées de l'une ou de l'autre. Il serait plus académique que pratique d'instituer des recherches pour démontrer la genèse physio-pathologique de chacun de ces symptômes en particulier; sans se dissimuler, du reste, que plus d'une fois l'explication se perdrait dans un océan d'hypothèses.

Ce sont ces cas de paralysie étendue, de dyscrasie inexorable, qui désarment cruellement le bras de la médecine curative, l'administration du remède souverain devient inutile; on le voit traverser les voies intestinales sans subir d'altération.

C'est un fait que j'ai souvent constaté : ainsi, dernièrement dans une consultation avec mon collègue distingué le professeur Besi, je pus trouver, dans des évacuations entérorrhagiques, plus de 20 pilules de trois grains chacune de sulfate de quinine, telles qu'elles avaient été administrées quelques heures avant. Vaines furent, dans cette occasion, les précautions prises pour maintenir les pilules dans un état de mollesse absolue, pour que la forme de la préparation n'apportât aucun trouble dans l'économie, lorsque les vomissements et le catarrhe aigu de l'estomac rendaient impossible l'administration du sel dissous. Je remarquai en outre chez ce malade que, lorsque l'état de l'estomac avait permis de donner le sel de quinine dissous, l'essai des urines, pratiqué dans le but de l'y découvrir, donnait comme dans les autres cas un résultat négatif. Et cela ne doit point surprendre quand on sait que plusieurs fois on n'obtint aucun résultat, en injectant, à l'aide de la seringue de Pravaz, sans négliger aucune précaution pour en faciliter l'action, plus d'un demi drachme de sulfate de quinine.

Cependant, Messieurs, ce serait un grand tort, que de renoncer, après l'administration infructueuse de sulfate de quinine dans les premiers moments, à en prescrire des doses plus généreuses. Car, si le diagnostic d'une fièvre pernicieuse, de ses symptômes, de son type fébrile, ne laisse jamais aucun doute dans l'esprit d'un médecin sérieux, vous n'en devez pas moins vous cramponner à la ressource suprême, n'oubliant jamais que le premier père de la médecine a écrit : « Omnia secundum rationem agenti, si non eveniant secundum rationem, non est transeumdum ad aliud, stante eo quod antea visum est. »

DE L'EMPYÈME VRAI

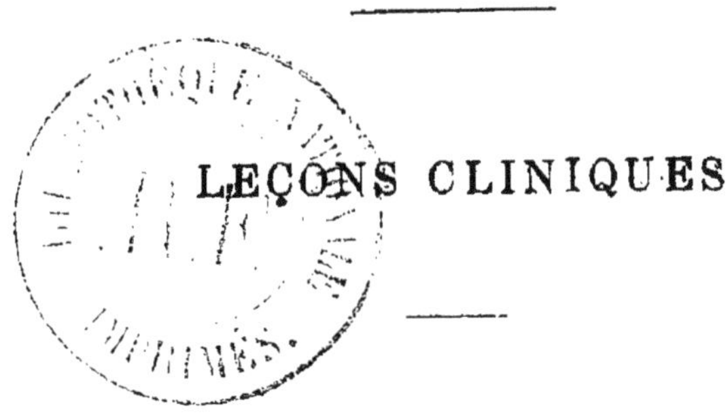

LEÇONS CLINIQUES

SOMMAIRE

Empyème. — Nombreux sens donnés à ce mot. — Nécessité de les restreindre — Ce que l'on doit entendre par empyème vrai.
La séreuse. — Sa composition histologique. — Son haut but fonctionnel. — Muqueuse et séreuse. — Glande sudoripare et glomérule de Malpighi.
Processus anatomico-pathologique de la pleurite. — Formation de l'empyème.— Diagnostic. — Fausseté et absurdité de quelques opinions allemandes. — Roser. — Traitement efficace de l'empyème. — En quoi notre doctrine diffère de celle des Allemands — Niemayer.

MESSIEURS,

L'histoire de l'empyème est encore bien incomplète : peu de concordance dans les travaux anatomo-pathologiques, cliniques et thérapeutiques, entrepris sur ce sujet, rien de bien certain dans les déductions qu'on en a tirées jusqu'à présent. Vous accueillerez donc favorablement toute contribution de nature à réformer les idées qui ont cours, et à démontrer la nécessité du traitement.

J'ai pratiqué dix-neuf fois la thoracentèse pour

cette affection, le plus souvent à l'hôpital San Spirito, ou dans les salles de clinique médicale qui me sont confiées. En général, le succès de ces opérations a été favorable, au point même de dépasser les plus légitimes espérances. Quelques-uns de ces cas eurent pour témoins des médecins italiens, français, allemands et américains. D'aucuns furent publiés dans des journaux étrangers fort accrédités; un de ces journaux (1) m'offrit gracieusement de publier mes travaux avant de les livrer à la discussion au Congrès international de Paris.

Le mot empyème (*empyema*, Εμπυημα, Εμπυησις), date du siècle d'Hippocrate. Il désignait alors toute collection de pus, quelle qu'elle fût, dans les parties internes du corps humain. Toutefois, même dans les premiers temps, on l'employait à désigner plus spécialement une collection de pus située dans la cavité pectorale; cela résulte clairement de quelques passages d'Hippocrate (2) et d'Aétius (3).

Plusieurs auteurs d'un grand nom écrivirent pour fixer la valeur du mot empyème, et la réserver aux suppurations intra-thoraciques; aussi peut-on dire qu'ils se rallièrent tous à l'aphorisme de Boerhaave : *Quoties inter pulmones et pleuram pus in*

(1) Union médicale, 26 octobre 1866.

(2) Quicumque fiunt empyaci moriuntur demum phtysici « Hipp. Aphor. » Id. de morbis lib. I purulenti pulmonis signa.

(3) Empyaci hoc est pectore suppuranti vocantur. Aétius, serm. 8, cap. 65, p. 85.

thoracis cavo colligitur, empyema est (1). Boerhaave et son élève van Swieten firent l'énumération de divers cas dans lesquels on trouve du pus au sein de la cavité pectorale ; les lumières de l'observation anatomique et clinique vinrent enfin éclairer cette question.

Cette observation donna lieu à l'ancienne distinction de la *vomique close* et de la *vomique ouverte.* » Ubi pus de hoc loco elabitur rupto tumore, quo continebatur (1) » ; on disait que l'empyème dérivait des vomiques du poumon, c'est-à-dire des inflammations propres de l'organe respiratoire, des hémopysies ; — d'une matière particulière, « Materia his (pulmonibus) impacta, ad *fluorem* inepta ; » de la plèvre et de ses inflammations, — d'une plaie légère cicatrisée extérieurement et persistant à l'intérieur ; — des contusions et des fractures marchant rapidement à la suppuration ; — de l'inflammation, de la suppuration et de la perforation du diaphragme ; — enfin, des affections du médiastin — ou du péricarde.

Toutefois, dès le XVIIe siècle, l'illustre chirurgien romain Genga (2) attribuait nettement pour origine à l'empyème l'inflammation propre de la plèvre ; on le voit clairement dans ses écrits.

Cette doctrine, au début rejetée par la plupart

(1) Aphor. 1183.

(2) Vanswieten (Comment. p.). Venetiis, MDCCLXXV.

(3) In Hipp. aphor. ad chirurg. spectant. Comment. p. 332. Romæ 7694.

des médecins, s'imposa peu à peu ; elle eut pour conséquence l'adoption de termes plus conformes à la vérité des faits et plus propres à en marquer les différences. Ainsi, la lumière jetée sur ces faits par les progrès de la science moderne rendait nécessaire le perfectionnement étymologique ou conventionnel du vocabulaire scientifique.

Il est clair que ce fut un grand service rendu à la science et à l'art que de restreindre le sens du mot empyème, pour qualifier un acte morbide qui, plus que tout autre, réclame la possession exclusive de cette appellation classique et traditionnelle. En effet, si l'étymologie grecque était un motif suffisant pour ranger sous la même dénomination tous les épanchements intra-thoraciques contenant des globules purulents, il faudrait accepter sans contrôle avec le terme tous ses dérivés, et renoncer par là à l'avantage qu'il y a en clinique à distinguer, par des *différences nominales* précises, toute conventionnelles du reste, des *différences réelles d'origine.* Qu'on se trouve en présence d'un abcès périphérique du poumon ouvert dans la cavité pleurale, ou d'une pleurite ayant donné lieu à un exsudat hydroplastique où se seraient développés des leucocytes, ou d'une infection puerpérale, variolique, érysipélateuse, ayant amené une extravasation abondante de liquide séro-purulent (et je laisse ici de côté les traumatismes), on sentira combien l'étymologie correspond peu à ces formes variées de la genèse de la maladie. Nous avons donc besoin de noms qui expriment ces faits variés, et avec eux les grandes idées synthétiques que l'art a placées au nombre de ses conquêtes.

On doit donc, et avec raison, conserver dans le vocabulaire scientifique les mots : *hydrothorax*, *hydropyothorax*, *pyothorax*, *empyème*.

On distinguera, par des adjectifs ou des périphrases, l'*hydrothorax* phlogistique, cachectique, symptomatique d'une exagération de la pression veineuse, ou simplement *ratione vacui;* mais on entendra toujours par hydrothorax l'épanchement aqueux, soit isolé, soit au moins prédominant.

L'*hydropyothorax* marquera toujours une origine pleurétique, que l'on ait affaire aux formes globulaires ou à celles plus particulièrement albumineuses, fibrineuses ou hydratées.

Le *pyothorax* signifierait la collection purulente intrà-pleurale, d'origine pulmonaire, infectieuse ou traumatique. Enfin, le mot *empyème* serait réservé au fait saillant de la génération spéciale du pus opérée *par un processus chronique interstitiel ou enchymateux ; par une prolifération excessive et incessante, avec ce fait constant que l'épanchement est renfermé dans un sac clos, à parois plus ou moins denses, s'épaississant ; avec une surface limitante variable selon la durée et l'intensité du processus, polie ou rugueuse, resplendissante ou pigmentée ; peu ou point de vaisseaux entoplastiques, enfin une violente hypergenèse vasculaire à tergo.*

Nous sommes convaincu que les idées que nous

venons d'exposer sont déjà celles de tout praticien éclairé, et que notre nomenclature conventionnelle trouvera l'assentiment universel. Chacun reconnaîtra que le terme classique, traditionnel, hippocratique est en défaut pour exprimer le fait principal qu'il est si important de distinguer, soit au point de vue du diagnostic et du pronostic, soit au point de vue de la thérapeutique.

L'anatomie aidée du microscope, ou l'étude des éléments anatomiques tant sur la plèvre que sur les membranes séreuses en général, nous dévoile une organisation peu complexe : couche épithéliale et tissu conjonctif, riche en fibres élastiques entremêlées formant une sorte de réseau. Pour toute fonction on leur attribue la séparation d'une petite quantité de liquide séreux !...

L'anatomie seule porterait donc à amoindrir le rôle physiologique de ces membranes. Mais contre elle, au nom de la pratique, tout médecin consciencieux proteste énergiquement ; à ces arguments de la pathologie, et de la physiologie, viennent se joindre ceux de la chimie organique qui témoignent hautement en faveur de leur grave portée fonctionnelle. Rien n'est plus connu que la rapidité de l'absorption dans ces tissus ; il est une ancienne expérience que je n'ai pas besoin de rappeler ; du cyanure potassique injecté dans les séreuses d'un chien se retrouve dix minutes après dans les urines. La chimie étudiant les produits secretés par ces membranes anatomiquement identiques, trouve des différences entre le sérum de la plèvre et celui du péritoine, entre ce dernier et celui de la tunique vaginale. Robin (1) a dit quelque part que les sérosités sont des produits liquides dont la composition est sans rapports connus avec celle des parois propres et de l'épithélium qui les fournissent, et après avoir démontré avec de sérieux arguments la véritable fonction des membranes séreuses, il termine par ces étonnantes paroles : « Ces faits démontrent d'une « façon péremptoire qu'il n'y a pas une exsudation, « ni une simple transudation mécanique pure et « simple au travers des parois lymphatiques ou des « capillaires, mais que dans l'acte de production de « ces liquides, il y a un choix dyalitique ou séparateur ; que dans ce phénomène de sortie, dans cette « dialyse exosmotique, les éléments anatomiques « solides de telle ou telle séreuse ont une influence « sur la nature des principes immédiats qui sortent et de ceux qui sont fournis. »

L'organisme humain présente deux vastes territoires membraneux, l'un pour le monde extérieur, l'autre pour le monde intérieur, si on peut s'exprimer ainsi : le premier c'est la peau, ce sont les muqueuses qui s'étendent sur l'intérieur des canaux qui traversent notre corps ; par leur intermédiaire, il se fait un échange incessant entre l'organisme et le milieu où il se trouve. Le second, ce sont les sé-

(1) Leçons sur les humeurs normales et morbides du corps de l'homme, par C. Robin.

reuses qui revêtent toutes les cavités internes et la surface externe des viscères, et se portent jusque dans des replis vasculaires impénétrables, constituant leur tunique interne, et la couche de soutien des vaisseaux moyens de Berres. Leur fonctionnement exclusif est tout intérieur, et n'a que des rapports médiats avec l'extérieur. L'étendue et la situation des séreuses suffiraient donc seules à convaincre de leur haut intérêt ; mais une étude plus approfondie dévoile avec évidence, entre ces deux grandes sphères de l'organisme, des rapports intimes, soit dans l'état de santé, soit dans l'état de maladie.

La pression sanguine détermine la *perspiration sur la peau*, et *l'exhalation sur les séreuses*. La circulation, cet agent central, régit donc sur les deux sphères distinctes un fonctionnement congénère. On ne peut se convaincre qu'il faille confondre sous un même point de vue la perspiration cutanée et la sueur ; la science est riche de faits propres à mettre en garde le physiologiste contre cette proposition, et même, on peut le dire, qui démontrent précisément le contraire. Le riche réseau vasculaire et lympathique de la peau est bien distinct des glandes sudoripares. La sueur, quand elle devient très-abondante à la surface de la peau passe de l'état acide à l'état neutre, puis à l'état alcalin ; ce n'est pas une raison de croire que le fait seul de son abondance puisse changer la nature d'un produit. Nous retrouvons dans la sueur, outre ses éléments propres, ceux qui qualifient les sécrétions des séreuses.

et surtout le *chlorure de sodium*. Nous trouvons que la sueur des ictériques est colorée, que l'humeur aqueuse de l'œil contient du pigment biliaire, que la cornée est teinte en jaune, mais a-t-on jamais vu que le lait ou le sperme des ictériques soient souillés par des principes colorants étrangers ! L'histoire du *tatouage* et des matières colorantes arrêtées par la barrière ganglionnaire, nous fournit à ce sujet des arguments intéressants, d'autre part, la mort rapide, suite de troubles de calorification, et de narcose carbonique, survenue chez les animaux que l'on a revêtus d'une enveloppe imperméable, montre une fois de plus combien la perspiration cutanée est chose différente de la sueur. Enfin l'indépendance de l'exhalation cutanée et de la sueur est encore affirmée par la fonction antagoniste qui est l'absorption.

Mais qu'avons nous besoin de ces considérations pour établir ces alliances et ces substitutions fonctionnelles entre les deux grandes zones de notre organisme, quand l'étude assidue de la pathologie nous fournit les arguments les plus probants ! Plus que tout autre, le pathologiste peut apprécier et suivant leurs rapports et suivant leurs milieux, peau et séreuses. L'anasarque aigu et l'hydrothorax survenant après la scarlatine doivent avoir pour le médecin une signification tout aussi claire que la maladie de Bright survenant dans ces conditions.

Le ρευμα des Grecs, et les séreuses, les articulations et les membranes périendocardiques, sont chaque jour le siège de phénomènes intéressants qui confirment pleinement la loi de coïncidence formulée par Bouillaud. Est-il permis en présence de ces faits de se reposer tranquilles à l'ombre du mystère? Ne doit-on pas au contraire se sentir d'autant plus excité à marcher plus avant dans la recherche si obscure de ces rapports? Les influences saisonnières favorisent les liens fonctionnels qui unissent les glandes sudoripares et le glomérule de Malpighi, d'autre part, l'anatomie les éclaire par l'analogie qu'elle démontre dans leur structure, la pathologie enfin offre au médecin des documents éclatants qui attestent les substitutions fonctionnelles réciproques, et appellent le concours du physiologiste et du chimiste dans l'étude de ces rapports.

Les séreuses sont encore importantes par les néoplasmes morbides qui y prennent naissance. En tête de ces derniers nous placerons le tubercule. Si, avant d'ouvrir les discussions de Paris, Berlin, Londres et Vienne, on avait daigné s'arrêter aux travaux italiens, que le hasard voua injustement à l'obscurité, il y a longtemps que l'on aurait connu la genèse anatomique de la granulation tuberculeuse sur les séreuses; c'est ainsi, du reste, que nous avons vu après les démonstrations de Virchow la granulie décrite par Empis, que nous avons assisté aux contestations de ces deux auteurs, et enfin à l'apparition du dernier ouvrage de MM. Hérard et Cornil. Quoi qu'il en soit la logique des faits et des dates est inexorable; or il est établi par les faits et les dates qu'en 1858 un travail complet sur l'origine anatomique du tubercule était imprimé en Italie (1). Au nombre des arguments propres à réhausser l'importance des séreuses, je rappellerai les violentes douleurs qui accompagnent l'inflammation des séreuses viscérales et cavitaires, et qui font complètement défaut dans les inflammations des autres organes internes ; j'ajouterai que les affections lentes des séreuses provoquent une fièvre, qui par son type, va jusqu'à simuler les parovysmes de la malaria. Quant à la part que prennent les séreuses dans quelques fièvres d'infection (2), nous n'en dirons rien encore. Mais nous nous croyons en droit de conclure : si les membranes séreuses dans le corps humain ont une texture anatomique très-simple, leur situation, leur étendue, la physiologie, la chimie et la pathologie attestent leur importance, et leur hautes fonctions. Chaque jour deviendront plus évidents les liens qui unissent les glandes sudoripares et les glomérules de Malpighi, la perspiration cutanée et l'exhalation séreuse ; chaque jour on verra plus nettement que c'est de la *perspiration cutanée* et non de la *sueur proprement dite* que tire sa source la ρευμα, et que c'est le réseau lympathique qui couvre les communications entre la peau et l'article, entre l'article et la séreuse ; chaque jour on

(1) Dell'origine anatomica ed etiologica del tubercolo pel prof. Guido Baccelli. Roma, 1858.

(2) Dell atrofia gialla et acuta del fegato, e di talune febbri d'infezione a tipo continua Lez. Clinica pel prof. G. Baccelli. Roma, 1865.

comprendra mieux le pourquoi de certains faits de substitution encore obscurs entre l'herpès cutané ou muqueux et l'endocarde et le péricarde, d'autre part, entre l'herpès et la gravelle, entre le rhumatisme et l'herpès. Ah! celui-là sera le vrai maître qui dévoilera ces mystères, et jettera sur tous ces faits les lumières non d'une hypothèse plus ou moins séduisante mais d'une explication vraie !

Voyons maintenant si les processus phlogistiques qui peuvent envahir les séreuses, et la plèvre en particulier viennent à l'appui de l'importance que nous lui accordons, et étudions l'empyème au point de vue anatomique.

La plèvre pour peu qu'elle s'enflamme perd son brillant, l'exhalation séreuse normale s'arrête. Dans un premier degré l'inflammation détermine une formation de tissu connectif qui soude les deux surfaces libres de la séreuse, et, fixant le poumon à la paroi thoracique, amène une gène variable des mouvements respiratoires. Ce processus est très-fréquent; sur les cadavres des vieillards il est rare de n'en point rencontrer de traces, mais il admet beaucoup de variétés, suivant l'étendue, le plus ou moins d'épaisseur des pseudo-membranes, leur résistance ou leur friabilité, qu'elles existent d'un seul ou des deux côtés.

A un degré plus avancé le même processus donne lieu à un épanchement abondant (hydro-pseudoplastique.) Outre le dépoli de la plèvre, on remarque alors sur cette membrane, une injection sanguine sous forme de vaisseaux réticulés, un pointillé rouge, des taches roussâtres plus ou moins étendues provenant d'une altération de la matière colorante du sang à l'intérieur ou au dehors des vaisseaux. La membrane commence à se recouvrir d'une couche fibrineuse, dans laquelle se voient des éléments cellulaires, qui, lorsque l'épanchement est abondant donnent une apparence pulpeuse et une coloration grisâtre. Une quantité de plus en plus grande de sérum est mise en liberté, la fibrine se précipite, et va en se stratifiant, former une matière blanc-jaunâtre qui se prend soit en masse à la partie inférieure, soit en filaments qui traversent l'extravasat d'une surface à l'autre. Le microscope reconnaît sur ces exsudats, en proportion variable, dissous dans le sérum, ou en couches superposées, tous les éléments inflammatoires : granulations moléculaires, cellules granuleuses de Glüge, cellules épithéliales détachées, déchirées, infiltrées de graisse, série des épithéloides (Forster) fibrilles stratifiées et leucocytes. Les différences d'agglomération de ces éléments, la plus grande abondance des uns ou des autres en telle ou telle région circonscrite, la quantité très-diverse de sérum, l'altération plus ou moins avancée des principes colorants du sang, telles sont les causes des variétés physiques bien constatées de la pleurîte.

Jusque-là, du reste, la membrane séreuse n'est pas le siège d'un véritable processus *enchymateux*, mais d'une suractivité de sa surface d'exhalation, qui donne lieu à la génération des éléments phlogistiques. Une fois produits, ces éléments peuvent soit se stratifier à sa surface, soit se répandre dans le liquide extravasé, où ils se dissolvent à moins qu'ils ne restent suspendus, ou qu'ils ne gagnent le fonds du liquide. Il en résulte que la séparation qui est la conséquence du *molimen phlogisticum* est en raison directe de l'irritation formatrice et de la vis à tergo. Et si la couche connective y participe, si ses noyaux embryo-plastiques se développent de manière à accroître les contingents de l'exsudation avec les leucocytes, la trame primitive de la plèvre ne laisse pas de devenir plus dense, mais la séreuse *dans son ensemble* reste ce qu'elle était, elle ne perd aucun de ses principaux attributs.

Au contraire, la pleurite peut être interstitielle, toutes les couches de la séreuse par le gonflement et la multiplication de leurs éléments se sont épaissis, l'énergie néoplasique est alimentée par une violente hypergénèse ; de mince et luisante qu'elle était, la membrane séreuse devient irrégulière, rugueuse, opaque, et acquiert une épaisseur qui peut aller de quelques millimètres à plus de deux centimètres, comme je l'ai plusieurs fois constaté ; avec le temps elle se hérisse, elle se corrode en certains points, les hémorrhagies interstitielles dont elle est le siège l'ont bigarrée d'un pigment qui s'altère ; je l'ai vue deux fois simuler les écailles du dos de la tortue. Lorsque un tel processus a de la tendance à fermer en une cavité isolée, à enclore dans un sac sans ouverture un exsudat purulent, quand les parois de ce sac douées d'une vive activité fournissent sans trève au renouvellement des éléments globulaires, alors et alors seulement, on se trouve en présence du degré de l'affection que l'on a distingué sous le nom *d'empyème vrai.*

Il est par conséquent évident que cet empyème dérive d'une pleurite interstitielle et enchymateuse, ce qui veut dire : pleurite de nature éminemment proliférante, à marche lente; pouvant survenir d'emblée, ou se montrer avec le temps secondairement au processus aigu ordinaire. La plèvre me semble alors mériter véritablement le nom de membrane pyogénique : n'est-elle pas devenue un organe purulent? Elle est le siége d'une haute hypergenèse d'éléments morbides, son aspect a changé au point que rien ne rappelle plus l'état normal : elle acquiert avec le temps une tendance à la prolifération qui achève de la transformer, soit par la qualité du produit qu'elle forme, soit en rendant impossible tout retour à l'équilibre fonctionnel, c'est-à-dire à l'exercice de la vie à l'état de santé.

Nous reconnaissons que c'est abuser étrangement de l'idée de membrane pyogénique qne de la croire indispensable à toute production de globules de pus, et d'en vouloir trouver l'application dans toute collection purulente. Mais dans le cas qui nous occupe la nier serait tomber dans une erreur exorbitante et priver le clinicien d'un de ses plus vigoureux arguments nosographiques et thérapeutiques, comme nous l'allons voir.

Un processus phlogistique peut effleurer à peine une séreuse ou la frapper jusque dans les profondeurs les plus intimes de sa structure ; l'étude des faits cliniques considérée parallèlement à l'anatomie pathologique, ne laisse aucun doute sur ce fait. Cette vérité n'avait pas échappé à la clairvoyance de nos pères, nous en trouvons la confirmation dans leurs pratiques. Mettons à part ces pleurites très-limitées qui accompagnent habituellement les affections du poumon quand elles atteignent la surface de cet organe; la *pleurite migrans*, et celle que l'on appelle *erysipelatoïde*, liée à une cause ou à une diathèse très-variable, accompagnée de douleurs aigues et fugaces, d'extravasats brusques, mais pouvant disparaître facilement; ces deux formes de pleurite, dis-je, ouvrent à l'observateur un champ si vaste, que loin de se borner aux points de vue anatomiques, par de là des désordres fonctionnels qu'elle a provoqués, il recherche et atteint la puissance nuisible. C'est alors que l'on comprend les vastes relations et le haut but final des nombreuses séreuses si simples en apparence. On se rappelle ces processus plus généraux que locaux, la disproportion entre la production morbide, abondante et rapide et la bénignité relative de la lésion locale, et l'on est entraîné dans le champ si vaste et si varié de l'infection.

C'est ainsi que l'étude, pour être compléte, devra comprendre et la cause et le produit morbide, et la nature des parties lésées, et leurs textures, et leurs fonctions, N'est-on pas frappé de l'harmonie fonctionnelle, et des liens réciproques de ce système avec les fonctions des autres appareils et systèmes organiques, soit dans la vie physiologique ou de tous les jours, soit dans la vie pathologique, à la lueur d'un processus morbide?

Dans les traités d'anatomie pathologique, même les plus modernes, et surtout dans ceux engendrés ou par les écoles germaniques, comme aussi dans les ouvrages didactiques de médecine classique, on cherche vainement la description du processus de l'empyème, ou la détermination du rang véritable qu'il mérite de prendre dans le cadre nosographique. Cette omision, croyons-nous, doit être imputée à un esprit trop exclusivement théorique, et non à un défaut d'observation ou à une incapacité de déduire. La doctrine anatomique de l'hydropyothorax est enseignée avec une exactitude admirable, celle de l'*empyème* reste confondue. C'est là la première raison pour laquelle on manque dans les écoles de guides thérapeutiques, on se défie des plus précieuses ressources de l'art, on se représente des périls imaginaires, ou l'on confond ceux qui se rapportent à une collection pleurétique simple, et ceux qui pourraient, dit-on, survenir aussi dans l'empyème, mais qui en réalité ne surviennent et ne peuvent survenir jamais. On exalte les dangers de l'introduction de l'air dans le sac empyèmatique qui est clos et dûment protégé par de solides membranes, on redoute la décomposition du liquide et l'infection purulente consécutive, quand en réalité rien ne peut justifier ces appréhensions. Ce qui résulte des faits, c'est que dans l'empyème vrai, la décomposition du liquide quoique rare, peut pourtant avoir lieu avec ou sans développement de gaz putrides libres dans le sac empyèmatique, qui est parfaitement clos, c'est-à-dire complètement à l'abri du contact de l'air ; mais en admettant encore la décomposition de l'exsudat, elle ne pourra être d'aucun danger, à cause du défaut absolu de vaisseaux absorbants sur les parois de la séreuse, devenue comme on le sait membrane pyogénique.

Michele Zampiloni, paysan, célibataire de 48 ans, d'un robuste tempérament, fut amené en 1863 dans les salles de ma clinique médicale de Rome. Depuis 22 mois il était atteint de pleurite du côté droit, il avait déjà subi cinq saignées générales, et de nombreuses applications de sangsues loco dolenti. Ce traitement avait fait cesser la fièvre, la dyspnée, et la douleur, mais la toux était restée toujours aussi fatigante. Il employa contre elle pendant un mois le sirop drastique de Pagliano, dont il consomma des quantités considérables ; mais bientôt au symptôme dominant s'ajoutèrent de la dyspnée, une douleur non plus pongitive, mais sourde, oppressive, et une opiniâtre dyssenterie qui faillit le conduire au tombeau. A peine soulagé de cette dernière, il se voit en proie à une fièvre larvée, qui commençant le soir avec quelques frissons peu constants, augmentait petit à petit pendant la nuit, parfois pour continuer le matin, d'autres fois pour disparaître à la suite de sueurs abondantes, limitées au front, au cou et à la poitrine. Ses forces diminuaient de jour en jour; désespérant de supporter plus longtemps une maladie d'une telle gravité, il obtint d'être reçu dans mon service.

Quand nous l'examinâmes, nous trouvâmes le visage couleur jaune de cire, l'œil largement ouvert, la pupille dilatée, les cheveux hérissés. Il était maigre jusqu'au marasme, ses jambes ne pouvaient le supporter, il avait une fièvre à paroxysme biquotidien, avec toux, crachats peu abondants Je posai le diagnostic d'empyème vrai, du sac pleural droit, et l'opérai par la méthode dont je parlerai plus loin. Plus de quatorze livres d'un pus verdâtre, crémeux, d'une odeur insupportable furent évacuéés par une ponction : la fétidité fut telle que le docteur Torriani, chirurgien adjoint de la clinique qui l'opéra, fut lui-même infecté et souffrit d'un flux diarrhéique. Tous les assistants s'éloignèrent, et, chose incroyable à dire, du second étage, où se trouvent les salles de la clinique, l'odeur, une odeur méphitique d'acide sulfhydrique, se répandit dans tout l'hôpital. Hé bien ! ce malade une fois soumis à des injections caustiques et à une thérapeutique générale réparatrice, ne tarda pas à engraisser peu à peu, et à prendre les couleurs de la santé. Au bout de 40 jours, après les plus vives instances, il obtint enfin son congé; à cette époque pendant les plus fortes expirations, le malade occupant une position déclive, et lorsqu'on le faisait tousser, le lieu de la ponction ne se révélait que par une cicatrice semblable à celle d'un cautère. L'étendue de la cavité, la lenteur excessive du processus nous firent conseiller au malade comme une précaution de première nécessité, la permanence de l'ouverture devenue par là un émonctoire ; c'est à cette condition seule, lui fut-il dit, qu'il pourrait arriver à une guérison relative. Ce fait si probant est le premier qui m'ait ouvert les yeux sur les théories allemandes, qui obtenaient alors pleine faveur en Italie et ailleurs.

Nous ne prétendons pas dire, en nous autorisant de ce fait, que la décomposition d'un exsudat ne puisse survenir et mettre les jours du malade en péril. Mais nous nions le fait dans l'*empyème vrai*; et sur cette maniére de voir, nous établissons des règles thérapeutiques, dont personne au monde ne pourra contester l'utilité. On croit généralement que les différences doivent être fondées sur un point de vue objectif; c'est là tomber dans l'erreur que nous avons déjà signalée, de regarder comme empyème tout épanchement qui contient une grande quantité de leucocytes : je n'ai pas besoin de rappeler que nous pouvons aujourd'hui réfuter cette opinion, même sur le terrain anatomique, ce que le microscope ne saurait jamais faire pour diverses formes de globules dont il lui serait bien difficile d'indiquer les différentes origines; j'ajoute que la clinique donne à cette opinion le plus formel des démentis. Chacun sait avec quelle prodigieuse rapidité une membrane séreuse peut, quand elle est atteinte d'un processus phlogistique, donner lieu à la formation de globules qui présentent presque tous les caractères des globules purulents. Une production aussi rapide ne peut évidemment pas être prise comme critérium anatomique ou clinique. Autre chose est en effet de considérer ce produit comme le résultat immédiat d'une phlogose étendue et intense, sans grande altération dans la structure anatomique de la zône de prolifération et avec retour possible à l'état normal, in pristinum; autre chose est de considérer un produit évidemment le même comme dérivant d'un tissu profondément vicié dans ses éléments anatomiques obstinément voué à une prolifération d'éléments globulaires, sans espoir de restauration physiologique ou de reprise possible de ses anciennes fonctions.

On a donc grand tort de s'arrêter, pour ce qui concerne l'exsudat, aux seules considérations qui regardent sa composition chimique ou son contact possible avec l'air ; on a tort, je le répète, parce que c'est effacer toute nuance pratique, et par cela même saper les bases logiques de la thérapeutique. Nous ne méconnaissons pas les services que nous rend l'anatomie pathologique, c'est au contraire en la prenant pour base, mais sans nous en faire une arme contre la clinique, à laquelle en fin de compte toute autre étude doit être subordonnée, que nous voulons arriver à la vérité. Pourquoi en effet s'arrêter à l'exsudat, et négliger la surface exsudative ? Il y a plus à faire qu'à distinguer un leucocyte d'une cellule épithéliale, il faut considérer la zône qui prolifère, et l'étudier dans ses rapports de *temps* et de *mode* avec l'exsudat; il y a mieux à faire qu'à nombrer les éléments solides et liquides de l'épanchement, il faut chercher dans l'interprétation de la forme morbide une révélation des conditions dans lesquelles se trouve le sac pleural, et par là mettre en lumière l'étiogenèse essentiellement variable de cette aflection. En faisant ainsi, on aura accompli un précieux travail, et ce travail sera le précurseur d'une grande synthèse humanitaire.

Une fois les caractères de l'empyème nettement établis, comme nous venons de le faire, les idées deviennent plus nettes, on entrevoit la solution de beaucoup de questions, on prend confiance dans la thérapeutique.

Un empyème vrai peut-il être guéri avec le temps par une de ces métamorphoses régressives que l'on voit qnelquefois survenir si heureusement? Non, répondrai-je, en général; mais j'admets quelques exceptions pour un certain nombre de cas assez rares. Ces cas sont en effet plutôt *possibles* que *probables*. Je ne parle pas seulement du liquide extravasé qui peut par lui-même, par ses modifications, conduire et modifier la maladie; qu'il s'émulsionne, ou que les éléments globulaires se dissolvent dans un sérum de nouvelle formation, qu'il soit résorbé dans certaines de ses parties, et que ses parties plastiques se stratifient, soit enfin qu'il se décompose; ne faut-il pas tenir compte encore de la plèvre, à laquelle il peut fort bien arriver de perdre sa puissance de néoformation, et d'être heureusement relevée de ses fonctions pyogéniques? Je me rappelle avoir vu sur le cadavre d'un vieillard, à l'hôpital Saint-Esprit, un triangle solide ossiforme, excavé dans toute son étendue, atttaché par une large base, à la courbure du diaphragme, la pointe étroite et tournée en haut, mesurant près de 12 centimètres de hauteur et 5 de profondeur. Au milieu de cette masse calcaire se trouvait un détritus granuleux, présentant tous les caractères d'nne rapide métamorphose. Un examen plus approfondi et plus minutieux m'amenait à conclure que nous avions affaire aux restes non d'un empyème vrai, mais d'une pleurite hydro-pseudo-plastique; c'était là un bel exemple de la lenteur des actions, absorption et transformation chez les sujets âgés. L'hypergénèse vasculaire de cette membrane pyogéniqne et les caractères de ces vaisseaux, imposaient aux hypothèses ultérieures une certaine réserve.

Dans l'empyème vrai, faut-il signaler la *phthisie* de la membrane séreuse, et les ulcérations consécutives ouvrant au liquide un passage au dehors ou au dedans, dans les bronches ou ailleurs, ou se creusant n'importe où un trajet sinueux? Quiconque a pu examiner beaucoup d'empyèmes, a constaté la rareté de ce fait en général. Du reste, il faut distinguer dans l'empyème un processus complet et nn processus incomplet. Dans le premier cas, rien de tel; dans le processus incomplet que nous distinguons sous le nom d'hydropyothorax, pareil fait peut assurément se présenter; mais devons-nous le faire entrer dans le point doctrinal que nous traitons, ou devons-nous l'en exclure? Arrêtons-nous un instant sur ce point et rendons-nous compte de la manière dont il se passe et de l'époque à laquelle il se manifeste.

J'ai été appelé trois fois en consultation pour des cas de ce genre. Une fois, à Viterbe, pour un riche propriétaire, Scipione M... Un processus inflammatoire chronique partiel et lent, s'était déclaré dans l'angle droit costo-diaphragmatique ; au-dessous, le foie hypertrpohié était le siége d'une hyperémie considérable, hydropyothorax lent avec épanchement peu abondant. La collection liquide était fortement comprimée, en bas par le foie, au-dessus et latéralement par le poumon, dont les fonctions n'étaient pas troublées ; il se fit jour dans les bronches, en faisant courir au malade les plus grands dangers. Quand je fus appelé à voir le malade, le pus était rejeté par petits crachats teintés de sang. Assuré du lieu précis de la masse liquide, j'étudiai les phénomènes objectifs, la quantité de l'épanchement, les conditions des poumons et je pus, en présence de ses amis qui le croyaient perdu sans retour, en présence de son médecin, le docteur Serpieri, assurer au malade que s'il voulait se conformer strictement à mes conseils, au bout de quinze jours il pourrait se lever ; il se leva le quatorzième : il est aujourd'hui en bonne santé. Il s'est marié avec la sœur d'un jeune chirurgien distingué, lequel avait bien voulu nous prêter son aide en cette circonstance.

Une seconde fois, je fus appelé en consultation à Frascati, auprès du duc Marrio T... C'était un cas analogue au précédent, avec cette différence que l'épanchement était du côté gauche, qu'il était plus abondant, enfin qu'il était d'origine traumatique, consécutif à une chute. Le pus avait pris la voie des bronches ; déjà paraissait la fièvre de consomption accompagnée d'un muguet très-étendu qui semblait devoir clore bientôt cette tragique scène Toutes les richesses de cet homme ne pouvaient le préserver d'un trépas devant lequel la science ne pouvait que se croiser les bras !

Enfin la troisième fois j'étais invité par mon collègue et ami, le chirurgien major Ceccarelli, à voir un dragon qui, à la suite d'une chute sur la poitrine, était atteint d'une phlogose traumatique et d'un hydropyothorax. Ceccarelli ayant observé une fluctuation intercostale, donna issue au pus, mais l'infortuné devait succomber.

Mais comment se passent ces perforations? On peut dire que la masse n'est pas renfermée dans un sac clos, également résistant dans toutes ses parties, ou bien qu'elle ne présente pas les conditions anatomiques réelles de l'empyème.La masse liquide est pressée contre une partie qui relativement aux autres joue le rôle de *pars minoris resistentiæ ;* quand cette pression s'est équilibrée relativement à chaque organe voisin, on comprend qu'il puisse survenir une nécrose du tissu comprimé, qui se résorbe, et à la suite de cette *jactura substantiæ,* la voie est faite au pus. Niemayer a écrit à tort que du pus se formait dans la plèvre, qui la ramollissait. Ces faits dépendent évidemment de la forme du processus initial, et s'accordent avec la cause spécialement traumatique. La circonscription spéciale de l'exsudat, la pression assidue qu'il exerce sur le point le plus faible de sa membrane limitante, la pleurite unilatérale, le plus souvent, l'élasticité du poumon compromise par l'épaississement du tissu périphérique obligée de lutter pour les besoins de sa fonction contre l'épanchement ; tout cela explique la manière dont le fait morbide s'accomplit. On rencontre plus facilement la destructiou du poumon que celle du tissu intercostal dans les amas purulents intrathoraciques. Le contraire n'arrive pas dans les lésions dues au traumatisme. Cette nécrose d'un tissu comprimé, suivie de sa résorption, a été bien avant nous démontrée par Scarpa ; nous n'insisterons pas sur les preuves de ce point intéressant. Quand le processus n'est pas bilatéral, à côté des points qui s'épaississent il est fatal d'en trouver d'autres qui résistent moins, ce point comprimé se nécrose et le chemin ; du pus est fait. Dans les phlogoses lentes insterstitielles du poumon ou du foie, et les cirrhoses consécutives, on voit s'ajouter aux lésions propres des éléments l'hyperthrophie du tissu connectif, mais sans enfermer le globule purulent au milieu des faisseaux du tissu conjonctif, ainsi la *pleuritis interstitielle chronique* n'engendre pas les globules purulents au sein de ses tissus, mais les entasse par l'hypertrophie, et l'hyperplasie des éléments qui composent la seconde couche pleurale.

Mais, dans la cavité de l'empyème qui est close de toute part, peut-on redouter quelque danger de l'entrée de l'air atmosphérique ? L'expérience que j'ai acquise dans 19 cas de ponction me permet de répondre : non ! Nombre de médecins éminents Français, Polonais, Allemands, sans parler des médecins Italiens, ont vu mes opérés ; beaucoup d'entre eux m'en ont demandé gracieusement l'observation. Aussi je crois qu'il est publiquement reconnu aujourd'hui que l'entrée de l'air atmosphérique, dans une cavité empyématique est absolument innocente.

Et, quand bien même il se ferait une décomposition du pus, elle n'amènerait pas une infection de l'organisme, car les membranes pyogéniques, dans leur prolifération excessive, sont privées de vaisseaux entoplastiques ; elles constituent donc une barrière insurmontable, et, en l'absence de traitement, sont les seules défenses de l'organisme. Avant d'en arriver au traitement, occupons-nous du diagnostic de l'empyème.

Maintenant que nous avons examiné l'intérêt fonctionnel des séreuses et de la plèvre, et le mode anatomique de formation de l'empyème, après avoir souligné les déductions cliniques les plus utiles à la thérapeutique de cette affection, il est temps d'apprendre à formuler son diagnostic exact.

Pour éviter les répétitions, nous ne dirons rien du diagnostic de la pleurite, ni des épanchements intra-thoraciques en général; nous supposerons, connu tout ce que les traités classiques enseignent sur cette matière.

Les sujets le plus prédisposés à l'empyème sont ceux dont le système lymphatique offre une vive susceptibilité et qui, à première vue, paraissent enclins aux affections tuberculeuses et scrofuleuses. La plupart de nos empyémateux présentaient les particularités suivantes : peau blanche et fine, cheveux blonds, œil grand et bleu, pupilles dilatées, poils roux et hérissés, nodosités lymphatiques; la la nutrition ni trop imparfaite ni trop complète; leurs habitudes, leurs maladies antérieures, leur impressionabilité, tout en eux concordait pour éclairer un médecin attentif.

Nous verrons quelle est, pour le pronostic et le traitement, l'importance de ces faits. Une pleurite à marche lente se délarant chez de tels sujets, peut laisser le praticien hésitant entre une tuberculisation de la plèvre et un empyème en voie de formation, d'autant plus que la fièvre avec ses alternatives, ses rémissions, ses exacerbations, la chaleur de la peau, les sueurs partielles, l'amaigrissement progressif, les urines rares, brûlantes, à sédiment uratique abondant, constituent un ensemble de phénomènes commun à ces deux affections.

Mais la tuberculisation de la plèvre et la formation de l'empyème ne laissent pas longtemps place au doute; si l'on sait observer les grandes modifications apportées par l'épanchement purulent, soit dans les fonctions respiratoires, la résonnance de la poitrine, les dimensions du thorax, la mobilité des côtes, soit dans l'état des muscles intercostaux et des tissus qui les recouvrent.

Les phénomènes qui caractérisent la tuberculose pleurale sont bien différents. Le début peut être marqué par une jetée générale sur les cavités séreuses, et en particulier celles de la poitrine et de l'abdomen ; c'est alors dans le sombre tableau de l'affection, qui se rapproche de la forme typhoïde, dans les antécédents, qui presque toujours signalent une jetée de même nature sur le poumon, dans l'absence ou le degré peu élevé de la douleur, qu'il faut chercher les vraies preuves du tubercule. Dans cette affection, nous avons toujours constaté les phénomènes suivants : *frottement pleural, expiration prolongée et soufflante, accélération des actes respiratoires, diminution du murmure vésiculaire périphérique, en même temps phénomène d'emphysème vésiculaire, presque pas de bronchophonie, absence de râles humides.* Cet ensemble de symptômes s'éloigne sans doute de ceux que l'on a coutume de constater dans les affections de l'appareil respiratoire ; l'expérience permettra pourtant de le relier à la tuberculisation rapide et étendue de la plèvre ; et si l'examen cadavérique venait révéler un épanchement pleural, on le trouverait tout au plus teinté de sang (hydrohémothorax) ; les phénomènes objectifs auront toujours permis de de déterminer la pauvreté de cet exsudat en éléments solides, fibrineux ou purulents.

Bien souvent, du reste, notre diagnostic motivé

relatif à la qualité de l'exsudat, eut, en présence de nombreux assistants, tant médecins qu'élèves, la sanction nécroscopique; et quoique, sur ce point, mes recherches ne soient pas terminées, je citerai des faits propres à servir de guide en pareille occurrence.

Qu'ils soient purement aqueux, hydrofibrineux ou hydropurulents, les liquides intra-thoraciques, s'ils sont en notable quantité, se présentent comme une masse également mate; il n'en est pas de même relativement à la conduction phonétique. *Plus le liquide est dense, plus croît la résonnance endopulmonaire, plus diminue la conduction périphérique des vibrations phonétiques.*

Mais, si marquée que soit la consonnance bronchique, comme on le peut constater au début de l'épanchement, elle n'est d'aucun poids dans l'auscultation lorsque la collection liquide purulente arrive à tenir une large place entre les parois du thorax et celles des viscères. Et c'est surtout dans la pleurite pseudo-plastique que nous trouvons la démonstration de ce fait; le poumon est alors étreint assez étroitement. Or, si d'un côté on constate une obscurité du son, l'autre présente une inspiration broncho-vésiculaire et une expiration soufflante, avec diminution du timbre vocal. Précieux sont ces caractères dans le diagnostic différentiel; ils suspendent le bras téméraire du praticien, qui, en présence d'une pareille modification des bruits respiratoires, se disposerait à pratiquer une trop hâtive ponction. Le plus souvent, dans nos exercices cliniques, nous avons vu les élèves se tromper en présence d'un exsudat solide et épais, et le diagnostiquer fluide. On a cependant pour s'aider, dans une telle recherche, la connaissanee des lignes de nivellation des liquides intra-thoraciques, et les lignes plessimétriques qui en résultent ; on sait que si une certaine quantité de liquide s'amasse en comprimant le poumon vers son hile, mais sans le soulever par sa base, cette petite quantité aqueuse peut amener des phénomènes d'œgophonie, mais non point produire de la matité à la percussion plessimétrique ; plus tard, lorsque l'épanchement s'accroît, comme il occupe, de par les lois de la pesanteur, la surface inclinée du diaphragme, remplissant l'angle costo-diaphragmatique et repoussant obliquement en dedans et de bas en haut le poumon, on peut circonscrire, par une ligne brisée, une zone d'obscurité, complète du son, qui ira en diminuant du dos aux parties latérales et antérieures de la poitrine.

L'eau est le meilleur conducteur phonétique des fluides intra-thoraciques. L'œgophonie ne marque pas seulement l'établissement de l'épanchement, il dénote encore l'œdème pulmonaire, comme je l'ai démontré avec évidence, soit sur le vivant, soit sur le cadavre, dans la leçon clinique que j'ai publiée sur la subcontinue pneumonique, et la *malaria pneumonique* (1). L'œgophonie ne limite pas seulement le niveau de l'épanchement ; l'eau transmet le

(1) Compte rendu de la clinique médicale de Rome. La fièvre subcontinue.

son, et l'oreille sent la voix résonner encore bien au-dessus de la zone de l'épanchement. L'eau, si elle n'est pas très-abondante, ne provoque pas une bronchophonie bien considérable, mais à une certaine distance transmet un bruit vésiculaire confus. Le pus ne transmet pas comme les membranes solides, moins encore comme l'eau ; il communique au son qu'il transmet un caractère vocal particulier, qui est l'œgophonie. Voilà quelques règles qui, entre les mains de praticiens experts, les conduiront sûrement à la vérité.

On trouvera dans mes autres publications le détail de mes observations, même des erreurs que j'ai commises au début; il serait inutile de les répéter ici.

Aujourd'hui, plus que jamais peut-être, on doit se défier des récits cliniques ; j'espère pourtant que ma parole trouvera auprès de mes confrères, même les plus éloignés, non la crédulité qui dégrade, mais le bon accueil parfaitement conciliable, du reste, avec la critique et l'expérimentation. Voici un fait des plus singuliers que je tiens à relater.

Il s'agit d'un malade qui fut soigné à ma clinique et présentait une affection que j'appellerai *pleuritis migrans rheumatica* avec extravasations rapides.

La pleurite était, comme cela arrive le plus communément, située à gauche au niveau de l'angle costo-diaphragmatique. Douleurs vives lancinantes, paralysie fonctionnelle des espaces intercostaux, abolition du souffle vésiculaire périphérique, pas de consonnance bronchique. La percussion donnait au début un son élevé presque tympanique ; la violence de la douleur faisait pousser au malade les plus cruels gémissements. Le lendemain, la douleur est sensiblement moindre; à la percussion, matité complète jusqu'à l'angle du scapulum œgophonie. Au dessus de la matité, dans l'étendue de 12 centimètres, on perçoit des traces de respiration et de voix chevrotante.

Trois jours après, disparition de l'épanchement; urines très abondantes, respiration normale dans une grande étendue, dans un très-petit espace encore un peu d'œgophonie, pouls irrégulier : je prévis de ce fait l'apparition d'une péricardite et l'annonçai : six heures après on la constatait dans la plénitude de ses caractères. L'irrégularité du pouls variait avec les positions de l'individu ; je rappelai à mes élèves mes observations faites sur les épanchements qui débutent par le péricarde (1) ; en proie à une vive angoisse, véritable *jactitatio corporis* de Corvisart, le malade ne goûtait pas un instant de repos. Mais le caractère de ce processus ambulant, et les efforts de l'art étaient parvenus à calmer un peu ses douleurs, lorsqu'une douleur lancinante très-violente se fait sentir sous l'angle du scapulum droit; ce point fut le siége d'une affection identique à celle du premier jour, qui la reproduisit avec une exactitude merveilleuse; toutefois la violence de sa douleur

(1) Pathologie du cœur et de l'aorte, vol. I. — PÉRICARDITE.

nous obligea à remettre au lendemain toute exploration plessimétrique. Quand il fut examiné, on constata une matité complète sur toute la partie droite du thorax. Le malade, couché sur le dos était soutenu par deux oreillers placés entre les épaules et la tête. Etonné de voir une si grande quantité d'exsudat aqueux formée en si peu de temps, j'en croyais à peine mes yeux, et employais toute mon attention à renouveler les preuves plessimétriques, quand je m'aperçus que pendant l'inspiration, la percussion donnait une légère sonorité pulmonaire, pendant l'expiration profonde au contraire reparaissait une matité complète. Or ce fait bien et dûment constaté sous la clavicule, le fut encore dans toute l'étendue du thorax jusqu'à sa base. Je m'expliquai alors que le poumon était chassé à la périphérie, ou par un exsudat interlobaire, ou par une collection du médiastin. Bien entendu, je mis la plus grande réserve dans ces explications, et j'avertis mes élèves de l'étrangeté de ce fait et de l'étonnement qu'il me causait. Bientôt je parvins à éliminer l'hypothèse d'une collection dans le médiastin; d'autre part, pouvait-on songer à des exsudats, à des masses liquides contenues entre les lobes pulmonaires, avec repoussement du poumon vers la périphérie; en l'absence d'une sonorité distincte à la périphérie du poumon, je n'osais me décider. La position du malade s'aggravait, il était en proie à une orthopnée considérable, les énormes dépenses de son organisme l'épuisaient. Et pourtant, moi qui avait déjà ouvert dix-neuf fois le thorax sur mes malades, je me sentais retenu par la crainte de percer ce poumon que je voyais respirer, sans souffle tubaire, et avec une légère œgophonie, qui paraissait occuper toute une moitié du thorax. Bref, je remis au lendemain la ponction que j'allais faire dans l'unique but de tenter l'anceps remedium. Le lendemain le malade n'était plus, Nombre de médecins distingués entouraient le cadavre ; je voulus que la paracentèse fut pratiquée, et je priai mon noble ami le docteur Costanzo Mazzoni de faire cette opération. Une ponction du péricarde ne donna que peu de liquide ; de la partie droite du thorax au contraire fut retirée une masse énorme de serum vert-brun. Une large ouverture de la cage thoracique montra des exsudats filamenteux, hémorrhagiques, traversant l'épanchement, du poumon à la cage thoracique ; l'explication était toute trouvée: l'organe respiratoire, allongé et chassé comme une langue de bœuf, maintenu par ces filaments, rendu pesant par les stratifications dont il était revêtu, ne pouvait se mouvoir, et dans le décubitus dorsal et l'inspiration, se portait du sein du liquide à sa surface. La percussion du thorax dans le *maximum* de l'inspiration, donnait alors un son pulmonaire peu élevé: il cessait dans l'expiration quand gravitant snr son propre poids, l'organe allait s'enfoncer dans la masse liquide.

C'est l'étrangeté de ce fait qui m'encouragea dans l'étude de la conduction phonétique des fluides, grâce à laquelle j'ai pu établir en votre présence le diagnostic différentiel dans un cas que je vais relater.

Tomassetti Pacifica, âgée de 33 ans, nous fut présentée trois mois après son mariage ; elle était alors enceinte; tout-à-coup elle fut, sans cause connue, frappée d'une douleur fixe à la région scapulaire gauche : douleur vive mais non exacerbée par la pression ni les inspirations profondes. Pas de réaction fébrile apparente; deux saignées furent pratiquées sans soulagement ; ce ne fut qu'après l'accouchement heureux de la malade que la douleur cessa. Au second jour de sa couche, elle vit ses pertes s'arrêter, les lochies ne reparurent qu'en fort petite quantité, et à intervalles irréguliers. Bientôt se fit sentir une douleur à l'angle antérieur gauche de la plèvre, elle s'étendait dans l'espace compris entre le sixième et le onzième espace intercostal ; cette douleur était exaspérée par la pression et les mouvents respiratoires. Saignées nouvelles et vésicatoires furent inutilement employés. L'état de la malade s'aggrava : toux, expectoration séreuse, anxiété, fièvre lente paraissant chaque matin à la suite de sueurs profuses, amaigrissement rapide.

C'est dans cet état qu'elle nous fut amenée ; face pâle et décharnée, œil dilaté, chevelure aride, on pouvait en la tirant à peine former de larges plis avec la peau devenue flaccide par suite de la disparition de tout pannicnle graisseux, les muscles étaient flasques et sans force.

Thorax asymétrique ; du côté gauche le muscle

sterno-mastoïdien est immobile et atrophié, la clavicule est relevée, ainsi que le sein et toute la région des hypochondres. Soulèvement analogue du scapulum, qui paraît plus éloigné de la colonne vertébrale, les côtes plus arquées sont écartées les unes des autres, en un mot le thorax gauche tout entier paraît plus ample que le droit. Scoliose droite de la colonne vertébrale; un fil horizontalement tendu de la douzième dorsale, à la réunion de la troisième avec la deuxième pièce du sternum passant au-dessus des seins, mesurait à droite 37 centimètres, à gauche 41 cent. Dans l'inspiration le thorax droit se soulevait librement, l'excursion costale était complète ; à gauche immobilité de ces parties, à droite résonnance claire du poumon, à gauche obscurité en avant, et en arrière, depuis l'angle du scapulum jusqu'en bas. Dans les régions latérales comprises entre les deux lignes paraxillaires, sonorité pulmonaire moins élevée, dans l'étendue d'un triangle irrégulier, avec sommet en bas et base supérieure ; cœur repoussé à droite.

Les recherches pratiques relatives aux conditions de la respiration et à la conduction phonétique montrent le poumon interposé entre deux col· deux collections liquides, dont la postérieure à laquelle les renseignements attribuaient la priorité d'apparition présentait tous les caractères de l'*empyème vrai;* l'antérieure plus récente ceux de l'hydropyothorax ; je fis écrire sur l'observation — *empyème vrai postérieur-inférieur du thorax gauche, hydropyothorax antérieur-latéral.*

Ce jugement s'accordait parfaitement avec les anamnestiques; le processus fut mis en évidence par les ponctions exploratrices. En présence d'un cas aussi ardu, et à la fois si intéressant, qui fut constaté par nombre de médecins, et notamment par Tutscek, médecin du roi de Bavière et Amabile de Naples. je me proposai de résoudre le problème suivant : « Pouvait-on avec une seule ponction évacuer les deux épanchemsnts, en ayant en même temps grand soin de faire cette ponction dans le point le plus déclive afin d'éviter un cul de sac dans la poche de l'empyème.» Vous savez, Messieurs, que je réussis à résoudre ce problème. Il serait hors de propos ici de vous remémorier les détails du procédé; les suites de cette opération furent laborieuses; mais aujourd'hui vous voyez notre malade se promener dans les rues de Rome; elle est complètement guérie.

L'épanchement dans la cavité pleurale, en même temps qu'il s'accroît, apporte dans la respiration plusieurs modifications que l'auscultation fera connaître.

Tout d'abord : inspiraticn peu distincte, sans consonnance bronchique ; expiration à peu près normale. Plus tard l'inspiration devient légèrement tubaire, sans trace de frémissement vésiculaire ; l'expiration est de plus en plus confuse dans les vésicules, avec caractère broncho-vésiculaire. Plus tard encore l'inspiration devient presque insaisissable, l'expiration reste caractérisée par un souffle bronchique bien prononcé jusqu'à ce qu'elle s'obscurcisse complètement.

Or, il est incontestable que ces phases correspondent très-exactement à l'accroissement continuel du liquide intra pleural ; il est indubitable que *les degrés de transmission de la respiration et de la voix, sont en raison directe de la légèreté du fluide ;* c'est là le principe du diagnostic différentiel.

On pourrait dire que lorsqu'on a la sensation des bruits respiratoires et de la voix, sur la paroi thoracique, au dessous du niveau du liquide extravasé ; on le doit à la conduction des parois et non du liquide. Cette assertion serait inexacte ; car alors on devrait dire que si une masse de liquide située contre les parois du thorax, peut effacer en grande partie les vibrations, ce fait se produira d'autant plus que le liquide sera plus dense, d'autant moins qu'il le sera moins.

Il existe des faits indubitables observés sur des cavités regorgeant de liquide : les ondes sonores s'accorderaient notablement mieux, quant à la *transmission phonétique*, avec un liquide, que, dans le cas d'une *vibration concomitante directe de la paroi thoracique*, avec le poumon placé à son contact. Ce second principe est absolument nécessaire pour expliquer certains faits que nous venons de raconter.

Le diagnostic de l'hydropyothorax peut-être confié au temps, et tiré des anamnestiques. Mais qu'un épanchement hydro-plastique persiste à se faire, avec abaissement du niveau, et diminution des diamètres cavitaires, il se forme du pus. Pareil fait ne se passerait jamais avec des extravasats purement séreux. Un hydrothorax droit symptomatique d'une affection cardiaque, dure, sous mes yeux, pendant 4 mois ; le liquide reste aqueux. Dans un cas pareil l'extravasat vient moins de la plèvre que de la grande azygos, il ne dépend pas d'un processus irritatif on phlogistique fixé sur la séreuse, mais il est lié à un excès de pression dans l'arbre circulatoire. En effet la clinique nous enseigne que l'hydrothorax symptomatique de lésions cardiaques se produit surtout à droite, presque jamais à gauche du côté de l'organe malade. Les raisons en sont bien simples. Mais qu'il s'agisse d'un exsudat pleurétique non réabsorbé, ce qui veut dire que la plèvre est réfractaire au libre exercice de l'absorption, ou bien ce qui revient au même, que l'irritation sécrétoire est toujours en excès relativement à la faculté d'absorption, le stimulus persistant ne peut qu'activer l'irritation formative, et il se produira des éléments solides ou globulaires. Pour la même raison que l'hydropyothorax se transforme en empyème, l'exsudat hydroplastique se changera en hydropyothorax. Admettez maintenant que ce processus pleural envahisse la membrane elle-même, le tissu lamineux s'épaissit, des vaissaux nouveaux prennent naissance et activent la prolifération de l'épithélium et des corpuscules du tissu connectif ; l'exsudat est bientôt emprisonné dans une poche à parois denses et solides ; l'empyème est formé. Et ce qui caractérise alors l'empyème, c'est la diminution du niveau du liquide ; on peut, du reste, non-seulement voir le thorax bombé, les espaces intercostaux dilatés, les téguments du thorax œdématiés et immobiles, mais bien plus encore, les diamètres extérieurs de la poitrine restreints et les petites côtes presque au contact. Aussi peut-on dire dans la pratique que son aspect extérieur se présente tout différent de l'aspect ordinaire. Dans de telles conjonctures, outre les phénomènes subjectifs, les anamnestiques, la fièvre avec ses alternatives, la qualité et la quantité de la matité plessimétrique, l'exclusion de la cirrhose pulmonaire et de la tuberculisation des exsudats pneumoniques, l'absence de transmission phonétique ; tels sont les signes caractéristiques qui permettront de porter un jugement certain.

La collection empyèmateuse peut se présenter de mille façons toujours imprévues, relativement soit à la quantité du liquide, soit à la segmentation de la cage thoracique, soit aux conditions de pression ou de choc faites au poumon et à ses complications. Dans nos dix-neuf cas nous les avons trouvées bien variables. Il sera surtout difficile d'établir le diagnostic de l'empyème dans la pleurite diaphragmatique, comme je l'ai fait chez un malade d'Alexandrie. Chez ce malade le liquide était situé entre la base du poumon droit et la face supérieure du diaphragme. Le diagnostic de collection purulente une fois posé, la ponction fut faite sur le point le plus déclive, qui se trouvait sur la ligne paraxillaire antérieure. Le pus fut évacué, la cavité cautérisée, et le malade était convalescent quand une erreur diététique grave le tua. Nous pûmes dans ce cas étudier les conditions de la membrane pyogénique en présence du nitrate d'argent ; je vous en parlerai en traitant de la thérapeutique de l'empyème.

Nous vîmes un autre empyème contenu dans un espace biconique, avec les deux sommets se regardant en forme de sablier. Les inclinaisons pulmonaires obliques de dehors en dedans, se disposaient de telle sorte que c'était à la partie supérieure que l'organe avait supporté les pressions les plus considérables. Giovanni Tordenti qui était le porteur de cet empyème fut complètement guéri. Mais la forme qui peut servir de type, celle que nous avons rencontrée le plus souvent, représente un delta avec base soit en haut soit en bas ; nous avons vu deux empyèmes dans lesquels la densité de la pyogénique n'était pas partout uniforme ; en un point où le liquide purulent avait pu traverser, le poumon et se montrer dans les crachats. Cette circonstance ne nous fit pas renoncer à nos pratiques de traitements, le liquide caustique fut injecté, et le malade accusa la saveur caractéristique de ce liquide dans la salive. Malgré les craintes sérieuses qu'ils nous inspirèrent, deux cas de cette nature eurent un heureux résultat.

Résumons ce que nous venons de dire sur le diagnostic de l'emphyème vrai; il se fonde sur :

a) La pleurite comme donnée anamnestique et l'époque de son apparition.

b) Le tempérament du sujet, sa manière d'être, ses prédispositions.

c) La fièvre, ses alternations, et les troubles de la nutrition.

d) Les conditions extérieures du thorax, diminution ou augmentation des diamètres, immobilité des leviers costaux, rapprochement des petites côtes, œdème.

e) Les conditions intérieures révélées spécialement par le plessimètre, le stéthoscope et l'étude des plèvres endothoraciques, au point de vue de leur faculté variable de conduction phonétique.

f) L'élimination des processus pathologiques, qui pourraient avoir avec l'empyème vrai une analogie de forme morbide ; c'est là ce qui constitue la contre épreuve, le contrôle du diagnostif direct.

Roser (Archiv : der Heilkunde, erster Hest 1865) parlant de l'opération de l'empyème, fait bien voir qu'il n'a guère réfléchi sur les différences que présente un *empyème vrai*, dans le sens que nous venons d'exposer avec les autres collections intrathoraciques. Ne dit-il pas, en effet, que l'*empyème aigu* n'a pas de tendance naturelle à se reproduire..... Il raconte que les injections d'air dans la plèvre sont peut-être nuisibles dans les exsudats *séreux*, mais qu'elles sont fort utiles dans les exsudats *ichoreux !* parce qu'elles dissipent la mauvaise odeur, en outre, il se fait par l'air un rapetissement ment rapide de la cavité suppurante, une expansion du poumon souvent extraordinaire, et un tarissement de la sécrétion purulente.

Il nous parait, quant à nous, impossible que pareilles choses puissent être dites sérieusement, surtout depuis que les journaux italiens ont pris tant de peine pour répandre la vérité.

L'auteur ajoute plus loin « *que le rapprochement des petites côtes* au début de la guérison de l'empyème, est un obstacle à la guérison totale, mais ce désavantage se présente moins fréquemment quand l'empyème s'ouvre spontanément, puisque la fistule se forme alors sur le devant du thorax, et qu'en ce point les petites côtes par leur insertion très-voisine sur le sternum, ne peuvent se rapprocher entre elles. Au contraire, lorsque la fistule est produite artificiellement, le chirurgien perfore le 4e, le 5e ou le 6e espace intercostal, le long de la ligne de l'aisselle, et en ce point les côtes sont très-mobiles et peuvent se rapprocher; effectivement il arrive d'ordinaire qu'elles se rapprochent et forment un obstacle à la sortie du pus ; il est donc très-fâcheux et pour le médecin et pour le malade d'être astreint aux nécessités d'un manuel opératoire. Il n'y a guère d'avantage à laisser à demeure une canule ou un cathéter élastique, car *ou la canule est courte et alors elle proémine peu dans la cavité, ou elle est longue et dans ce cas le poumon court grand risque d'être lésé.*

Pour de tels motifs, Roser propose, *dans les grandes collections purulentes, de ponctionner la partie antérieure du thorax !!!*

Mais qu'il arrive que l'empyème soit latéral, et, non enfermé dans une poche, on est contraint de pratiquer l'ouverture latéralement : la guérison, dans ce cas, se fera difficilement, l'écoulement du liquide étant rendu plus laborieux par le rapprochement des petites côtes. Là, l'auteur conseille *de réséquer une portion des côtes ou de retrancher même une côte entière.*

« On observe encore l'ouverture spontanée en arrière ; si l'on avait à pratiquer une ouverture en arrière, *on devrait couper le grand dorsal !* »

Cette doctrine n'est pas seulement fausse, elle est absurde ; chacun peut s'en convaincre par la lecture des lignes que nous venons de citer.

Le traitement de l'empyème vrai est établi d'après les conséquences logiques tirées des considérations que nous venons d'exposer. Comme on ne peut pas espérer que le pus, réuni en une véritable cavité puisse, avec le temps et par les seules ressources de la nature, permettre une heureuse issue ; comme, au contraire, il est de démonstration que de telles collections qui peuvent, il est vrai, durer plusieurs années sans amener directement la mort, exercent sur la santé en général et le poumon en particulier la plus sinistre influence ; il faut nécessairement que la médecine curative prenne l'initiative d'un traitement. Avant tout, il faut débarrasser la cavité empyémateuse du pus qui y est enfermé. Mais l'expérience et la physio-pathologie nous apprennent que l'évacuation du liquide purulent, loin de l'apaiser, excite la propriété sécrétoire et formatrice de la membrane pyogénique. Il faudra donc modifier profondément cette membrane. Or, voici les deux règles sur lesquelles s'étaie la thérapeutique de l'empyème.

a. Ponction du thorax.

b. Cautérisation de la surface exsudante.

La ponction de la poitrine n'est point chose nouvelle, elle est aussi vieille que la médecine hippocratique. Trousseau, cette gloire médicale si tôt enlevé à la France et à l'Europe, dans ses brillantes cliniques de l'Hôtel-Dieu, a tracé d'une manière admirable la part d'historique qui revient à cette opération, et l'a popularisée en France. Il a pourtant laissé une lacune en ne l'étudiant pas dans ses applications particulières. On ne lit pas sans quelque surprise (§ 3, leçon XXIX) les mots suivants : *Paracentèse dans les empyèmes depus* ; ils prouvent clairement que l'illustre clinicien confondait sous un même point de vue bien des faits, bien des idées diverses. *Empyème de pus* est pour le moins un pléonasme.

Rendons toutefois à Trousseau l'honneur d'avoir posé un des plus précieux jalons de la thérapeutique en démontrant le premier que « la loi posée par M. Louis, acceptée par ses élèves, et répétée par de nombreux échos, que la pleurésie n'est jamais une cause immédiate de mort, loi fondée sur 150 cas de pleurésie simple et terminée par la guérison » ne résiste pas à la critique et au contrôle rigoureux des faits. Il est évident qu'entre la paracentèse pour l'*hydrothorax* ou l'*hydropyothorax*, et la paracentèse pour l'*empyème* vrai, il faut tenir compte de différences considérables.

La paracentèse de la poitrine pour l'hydrothorax est d'une exécution facile ; il est vrai qu'à la suite d'une ponction même partielle on obtient le plus souvent un excellent résultat. La pression excentrique d'une masse d'eau amène à elle seule une paralysie fonctionnelle dans le sac pleural, parce qu'elle rend impossible le travail naturel de l'absorption. Il en résulte que l'on peut voir très-fréquemment, après une évacuation du quart ou du cinquième du liquide, reparaître les attributs physiologiques de la séreuse. Le malade est alors placé dans de bonnes conditions, et la nature achève seule son heureuse guérison. Ajouterai-je que, si dans l'hydrothorax le point de la ponction est arbitraire, il est toujours commandé dans l'empyème véritable.

Le procédé pour pratiquer la ponction était, depuis l'antiquité, d'ouvrir avec un instrument tranchant un espace intercostal, ou de perforer une côte; l'ouverture de l'espace intercostal se faisait au moyen du bistouri ou du cautère actuel.

Ce fut en 1658 que Bontius formula nettement la question de l'introduction de l'air dans la cavité pectorale ; elle fut le point de départ de modifications ingénieuses dans le manuel opératoire de la ponction. Nous ne reviendrons pas sur cette crainte de l'introduction de l'air; nous l'avons démontrée chimérique, et, selon nous, elle n'est de nature à s'imposer en aucune façon à l'esprit du médecin qui se trouve en présence d'un empyème véritable; laissons donc de côté tout ce que contient de vrai ou de faux sur cette question la littérature médicale; appliquons-nous à fixer des préceptes qui devront guider l'esprit et la main du praticien.

Et tout d'abord, sur la manière de pratiquer la ponction quelques préceptes, qui pourraient être inutiles dans l'hydrothorax, devront être médités à propos de l'empyème. Ils regardent premièrement le mode et le lieu opportuns :

a. La ponction de la poitrine dans l'empyème vraie doit être exécutée avec le trocart seul.

b. On devra choisir pour lieu de la ponction le point le plus déclive.

Ces préceptes m'ont été enseignés par la douloureuse expérience des premiers cas, dans lesquels j'incisais d'adord les tissus externes avec le bistouri, puis pénétrais dans le sac avec un trocart. Les infiltrations purulentes dans les tissus de la plaie étaient inévitables; de là, suppuration intermusculaire, nouvelles ouvertures et contre-ouvertures; par conséquent, pour le malade nouvelles douleurs, capables à elles seules d'activer le mouvement fébrile, c'est-à-dire d'accroître les combustions organiques, de déprimer le malade et de l'épuiser sans but. J'abandonnai cette pratique, et dès lors n'eus plus à déplorer de pareils malheurs. Mais alors, je fis les ouvertures au-dessus du niveau inférieur du liquide; il restait un cul-de-sac plein de pus; le malade mourait inexorablement. Je vis donc la nécessité de faire l'ouverture dans le point le plus déclive que je pusse trouver ; j'opérai ainsi, et je vis guérir mes malades, que la consomption eût à coup sûr emportés victimes de mes procédés primitifs.

Ce précepte s'appliquera aussi dans les cas où la ponction, quelque bas qu'elle ait été pratiquée, n'aura pas atteint le fond de la collection, ou lorsque la courbe du diaphragme, favorisée par le poids du pus, aura reformé avec la paroi thoracique un cul-de-sac. On fera de nouvelles ouvertures vers la partie inférieure, la guérison du malade sera assurée.

Et pourtant, c'est là un point à propos duquel on rencontrera les plus graves difficultés, c'est celui sur lequel j'appellerai l'attention des chirurgiens : refaire une ouverture dans un point inférieur est une opération de haute difficulté pour le médecin, de grand danger pour le malade. Au-dessous du diaphragme qui se présentera presque naturellement à l'opération sont les viscères des hypochondres, à gauche et à droite on pourrait les léser. Un éminent chirurgien anglais rapporte un fait malheureux qui lui survint par le seul fait de l'hypertrophie de la rate ! Proposer le caustique, ce n'est pas résoudre la question, car de son application naîtront les mêmes dangers, de plus grands mêm que ceux que provoquerait le bistouri. Il faudrait imaginer un instrument qui sondât en même temps le cul-de-sac de l'ouverture supérieure, et fût capable de pratiquer une ouverture de dedans en dehors. Nous nous flattons que ce point sera un jour éclairci.

Un autre précepte intéressant c'est de conserver en place la canule métallique du trocart, jusqu'à ce que les bords de l'ouverture soient devenus calleux ce qui permet de lui substituer un drain. Les malades souffrent, il est vrai, de la permanence de cette canule métallique, dans les premiers moments surtout, alors que le malade est obligé de se tenir dans telle ou telle position. La vraie souffrance pour eux, du reste, c'est l'impression morale qu'ils ressentent en voyant leur poitrine traversée. Avec le temps cependant ils s'aperçoivent que le mal n'est pas ce que leur disaient leurs appréhensions, ils se tranquillisent et se soumettent à cette exigence de l'art. Une fois les bords du pertuis devenus calleux, on est maitre de l'ouverture. Sans cette condition, l'ouverture pourrait se fermer même dans une petite étendue, et alors le défaut de parallélisme dans la plaie, la violence de la douleur rendraient nécessaires de plus cruelles manœuvres, à moins de laisser succomber le patient. Et j'ai vu un malade opéré par un autre médecin de paracentèse thoracique, préférer la mort aux tortures d'une nouvelle ouverture!

Ce précepte renferme intrinsèquement la démonstration de l'innocuité de l'entrée de l'air dans la poitrine. Pour moi, j'aimais à assister froidement à la stupéfaction de ceux qui entendaient le gargouillement de l'air entrant par la plaie, et tiraient de ce fait le pronostic d'une mort inévitable. Combien de médecins étrangers auxquels je pourrais faire appel, assistèrent à mes côtés à cette opération, et j'ai bonne souvenance que l'un d'eux me dit: « Assurément, si M. Sédillot se trouvait ici, il « regretterait d'avoir formulé de si terribles appré« hensions sur l'entrée de l'air dans la cavité tho« racique. »

Le drainage bien appliqué permet des explorations quotidiennes. On constatera donc les modifications particulières de direction, de forme, de situation, d'un côté, du poumon qui tend toujours à se dilater ; de l'autre, de la cavité suppurante qui chaque jour va se diminuant sous l'effort des injections caustiques dont nous allons parler. Les observations que l'on peut faire alors, sont du plus haut intérêt ; j'ai pu de cette façon mener à bien, certaine étude sur les mouvements du cœur.

Un autre fait que l'expérience démontre, c'est que le pus d'un empyème vrai peut être complètement évacué en une seule fois.

Les raisons de cette vérité doivent être recherchées dans l'état du poumon fortement bridé, et qui ne peut se distendre en proportion de la sortie du liquide purulent ; on ne doit donc redouter d'effort excessif ni de la part de la pression atmosphérique, ni de la part de la pression vasculaire. L'augmentation de la quantité de sang dans les vaisseaux et sa raréfaction au cœur, pouvant amener une syncope mortelle, ne sont pas à craindre.

Convaincus de l'entité d'une membrane pyogénique, il fallait demander à l'art, le moyen d'exercer sur elle une action profondément modificarice; les premiers faits me démontrèrent bien vite que l'iode était impuissant à la produire. Si parfois l'iode a rendu des services, ce n'est certes pas dans l'affection que nous désignons sous le nom d'*empyème vrai*, mais sans doute dans l'hydropyothorax. Or, dans cette affection, la plus légère modification sur la surface exsudative suffit à transformer la phlogose proliférative en phlogose adhésive. Je savais quel excès peut atteindre une pleurite interstitielle avec le temps, j'avais vu des plèvres épaisses de plus de deux centimètres, présenter l'aspect du dos d'une tortue, tant par la coloration jaunâtre que par le fond brun rugueux et inégal sur lequel elle se dessine. J'avais étudié leurs vaisseaux énormément développés, avec tous les caractères que présentent des vaisseaux de nouvelle formation. J'eus bientôt la persuasion que l'on ne pouvait rien espérer que du nitrate d'argent et qu'il le fallait employer à doses généreuses. Je l'ai administré à la dose d'une once de nitrate d'argent dans un véhicule d'une livre de décoction de camomille, en sorte qu'une partie du nitrate d'argent restât non dissoute. L'empyème dans ce cas datait de quinze mois; la matité était énorme, les fausses membranes devaient avoir une prodigieuse épaisseur. Le malade était Leonida Mastuorilli. Il sortit guéri, portant une ouverture par laquelle il ne s'écoulait guère en vingt-quatre heures que quelques gouttes de pus.

Le nitrate d'argent est un puissant moyen. Il faut le proportionner à l'effet qu'on a besoin de produire. Je l'ai employé en médication depuis 12 grains par livrejusqu'à une once, selon l'opportunité. Outre les liquides caustiques que l'on laissait en permanence dans les cavités de l'empyème, en les renouvelant plus ou moins fréquemment en vingt-quatre heures, on faisait aussi de simples lavages avec la camomille seule, à laquelle on attribue certaines vertus dans cette circonstance. Peu à peu les lavages simples firent place aux injections caustiques, qui en quelques cas furent renouvelées toutes les trois heures.

On ne saurait dépeindre la vertu spoliatrice du nitrate d'argent sur les membranes pyogéniques de date ancienne. Je voudrais que vous eussiez vu tous les détritus, les débris, les fragments qui quittaient alors le foyer. 'Cest là un argument de plus en faveur de l'ancienneté et de la persistance de cette zone de prolifération !...

Le point le plus ardu dans le traitement définitif de l'empyème, c'est l'occlusion du pertuis. Si elle n'est pas surveillée avec tout le soin possible, elle rendra peut-être nécessaire une nouvelle ponction. Or, avant d'occlure un trajet, il se faut bien demander si l'écoulement du pus est réduit à ses plus petites proportions. L'empyème est-il ancien, l'exsudat abondant, le sujet adulte, comme on ne peut espérer l'effacement de la cavité, ni par le soulèvement du diaphragme, ni par le resserrement des espaces intercostaux ou des courbures costales, le précepte est de ne pas fermer le trajet. Qu'est-ce, après tout, que l'inconvénient de porter une fistule? A peine celui d'un émonctoire. Les bords calleux de l'ouverture permettent d'y maintenir un drain qui ne provoque aucune douleur, et, grâce auquel on peut répéter et les lavages et les injections astringentes autant qu'il en en est besoin. La vie est assurée, bien que le poumon ne se puisse réhabiliter que dans une partie encore restreinte. J'ai revu Zampiloni quelques mois après sa sortie; bien qu'il se livràt à d'étranges excès de vin, il était encore à cette époque dans le même état que le jour qu'il partit. Zampiloni et Martuorilli se soignaient eux-mêmes et à l'aide d'une canule recourbée, pratiquaient chaque jour les lavages nécessaire. Il n'y a rien du reste d'étonnant dans ce fait. Je me rappelle avoir vu un soldat qui à la bataille de Velletri, combattant contre les Nopolitains, avait reçu sur l'os pariétal un coup de baïonnette qui pénétra jusqu'au centre de l'os et laissa un pertuis parfaitement elliptique. Le blessé venait se fournir de charpie à l'hôpital Saiut-Esprit, il en faisait de petits bourdonnets, nettoyait sa plaie avec ceux-ci, et enfin en laissait un à demeure pendant 24 heures. Ce soldat était adonné à la boisson et commettait toutes sortes d'éxcès; jamais sa plaie ne s'en est ressentie.

Dans d'autres circonstances il n'est pas besoin de prendre des soins consécutifs si assidus du malade. Cessez les injections caustiques, restreignez les lavages, la cavité se fermera ; quelque temps après vous ne verrez plus qu'un léger écoulement séreux. Il suffit alors de diminuer graduellement le calibre du drain ; le pertuis se fermera bientôt de lui-même. Je me suis toujours mal trouvé d'avoir voulu hâter la cicatrisation, soit avec l'aspiration, soit par les cautérisations au nitrate d'argent. C'est la nature, la nature seule qui doit achever la guérison ; il faut respecter scrupuleusement sa lenteur.

C'est dans le traitement de l'empyème que l'on comprend la gravité d'une erreur diététique. J'avais sauvé, à ma clinique, Angelo Zoppi, qui était en pleine convalescence. Mais ce dernier, tourmenté d'un violent appétit, laissant de côté toute préoccupation de sa santé, fit des excès de nourriture. Je m'en aperçus et plusieurs fois lui adressai de publics reproches. Ce fut en vain. Il fut emporté par une entéro-péritonite en quelques heures. En mourant il confessa sa faute, et, en présence de tous mes élèves, m'en demanda pardon. L'histoire de ce malade se trouve dans un volume publié par mes élèves les docteurs De-Ambrogis et Carnebianca, intitulé : « Les diagnostics portés à la clinique médicale de Rome vérifiés par l'examen cadavérique. »

Le pus est évacué, la cavité est cautérisée, le devoir du médecin est maintenant de soumettre le poumon à une gymnastique respiratoire. J'ai toujours retiré les plus grands avantages de cette pratique. Les malades apprennent bien vite à se disposer de manière à faciliter les inspirations, car il ne s'agit que d'exagérer les mouvements respiratoires naturels. Il n'est pas besoin de l'apprendre deux fois aux malades intelligents, il est bon de graduer ces exercices, et de les proportionner au degré de développement du poumon, dont on sera fort bien instruit par le spiromètre et le sthétomètre, instruments fort utiles dans cette circonstance. A mesure que le poumon se dilate, l'état général et l'état local s'améliorent.

Tant que dure la fièvre, il faut soumettre les empyémateux à une diète modérée. Lorsqu'elle a cessé, il est bon de commencer à leur permettre des viandes rôties, saignantes, du beurre, du lait, il sera du reste, facile d'en déterminer les quantités appropriées à l'état du malade.

Le mouvement, le grand air, l'air pur, la propreté, la surveillance de toutes les fonctions, l'examen quotidien des avantages obtenus, les encouragements basés sur le bien qu'ils éprouvent peu à peu sans en avoir conscience, sur le souvenir des douleurs supportées naguère, sont autant de conditions qui doivent être l'objet de toute la vigilance du médecin. Du reste, le soulagement qu'ils ont ressenti lors de la ponction, et la reconnaissance qu'ils en conservent au médecin, suffit, auprès de ceux qui sont intelligents, pour les contenir pendant tout le cours de leurs maladies.

Ainsi l'empyème vrai est une maladie curable et guérissable; à condition d'en bien déterminer la nature, et de fonder son traitement sur une juste appréciation. Je pourrais faire un long récit de tous mes cas heureux, je raconterai seulement deux des plus intéressants, ils suffiront à donner la confirmation des règles thérapeutiques dont j'ai démontré l'urgence dans l'hydropyothorax et l'empyème vrai.

Rosa Fiandrini, âgée de 35 ans, d'un tempérament robuste, mariée, exerçant la profession de lavandière, fut reçue dans notre clinique, le 22 janvier 1863.

Depuis 22 jours elle était porteuse de deux collections liquides dans la partie gauche de la poitrine; l'une dans l'intérieur du péricarde, l'autre dans le sac pleural. Orthopnée, pouls irrégulier, filiforme, abaissement de la température, coloration bleuâtre des lèvres et des extrémités. Il fallait prendre une décision immédiate; nous prîmes celle de ponctionner le péricarde. A un pouce du sternum, entre le quatrième et le cinquième espace intercostal gauche, fut introduit un trocart. Près de deux livres de pus séreux furent évacuées, le liquide était presque lancé par l'impulsion cardiaque. Puis l'ouverture fut obturée. Restait l'autre exsudat; une thoracentèse fut pratiquée séance tenante, et donna issue à quelques livres d'un liquide troublé par des éléments phlogistiques. La collection étant libre dans la cavité, nous retirâmes la canule, et l'ouverture fut fermée.

Tout allait pour le mieux : poumon presque entièrement revenu, chaleur normale, pouls régulier, cyanose disparue, urines abondantes. Notre malade se voyant délivrée s'abandonnait à la joie, quand survint sur le membre inférieur gauche un œdème aigu qui renversa toutes ses espérances. En présence de cette complication, Graves, l'honneur de l'école de Dublin, vit mourir un de ses malades. Plus heureuse fut Rosa ; la complication se dissipa. La canule avait été ôtée de l'ouverture postérieure ; pendant ce temps il se fit dans les tissus voisins des bords de la plaie une infiltration d'un pus séreux, qui en pervertit les bonnes conditions. Son aspect était devenu livide, il y avait de la tuméfaction ; je ressentais les plus vives inquiétudes. Le liquide acquerrait une fétidité croissante, et la partie qui s'écoulait au dehors diminuait de plus en plus ; il fallait pour sauver notre malade un traitement d'une nouvelle énergie. Le poumon fut ausculté et la respiration parut se faire librement, sauf dans l'étendue de quelques centimètres aux environs du point de la ponction.

On pouvait affirmer avec certitude qu'une nouvelle collection purulente très-limitée s'était formée, close de toute part, mais pouvant gravement compromettre l'existence de la malade. La fièvre avait reparu le soir, la malade maigrissait très-rapidement. Je n'hésitai pas à inciser les tissus et à pénétrer de nouveau dans la poitrine pour la délivrer du liquide pernicieux. Je retirai environ une livre et demie de pus très-fétide. La plaie fut pansée avec des substances toniques et excitantes afin de prévenir la gangrène, que l'on pouvait redouter.

Nous avions eu affaire, sans nul doute ici à un empyème à son début. Le liquide était enfermé en un sac clos, il était très-fétide, il n'y avait pas trace d'infection, mais la marche de la fièvre avait éclairé le début de l'empyème. Je fis laisser la canule à demeure et pratiquer de fréquentes injections avec la décoction de camomille ; comme ces dernières étaient rejetées presque immédiatement, cela nous permettait d'apprécier les progrès de l'oblitération du kyste, en même temps que l'auscultatation nous tenait au courant du fonctionnement pulmonaire, resté presque normale. Ces pratiques furent continuées pendant quelques jours encore ; l'état de la malade s'améliora grandement ; la fièvre vespérine était sur le point de disparaître ; les conditions externes de la plaie étaient de plus en plus rassurantes, le pus qui s'écoulait paraissait inodore, plus dense, louable. Alors on procéda aux injections cautérisantes proportionnées au cas (12 grains de nitrate d'argent dans une décoction de camomille). Peu à peu fut diminuée la dose du nitrate d'argent; les injections ne séjournaient plus dans la cavité du kyste. Aidée d'un traitement interne corroborant et de la diète, cette malade vit son état s'améliorer rapidement et guérit.

Le cas suivant est intéressant au point de vue de la distinction si souvent signalée entre l'hydrothorax et l'empyème vrai. Je relaterai cette observation dans les termes mêmes où elle fut publiée dans les comptes-rendus mensuels de mon école de clinique médicale :

Le 19 juin 1867 fut reçu dans nos salles Nisoli Achille, âgé de 22 ans, natif de Gromo (Svizzera) : il nous était annoncé sous la rubrique de « phthisie pulmonaire au troisième degré. » On apprit du malade que sans hérédité tuberculeuse, sans autre antécédent pathologique que les maladies habituelles à l'enfance, il fut pris, le 1er février, au côté gauche de la poitrine, d'une douleur vive qui s'exaspérait par la pression. Peu après, frissons, fièvre, dyspnée, toux, sans expectoration ; huit saignées étaient pratiquées, en même temps qu'on lui appliquait bon nombre de sangsues. Au bout de quinze jours la douleur était moindre, mais la fièvre était devenue rémittente avec exacerbation vespérine, sueurs partielles, pâleur et prostration générale.

La toux devenait plus fatigante et plus fréquente, l'amaigrissement plus considérable; il y avait aussi une expectoration qui paraît avoir été de nature catarrhale. Lors de son entrée dans nos salles, l'affaiblissement, la pâleur, la consomption, la fièvre étaient tels que l'on aurait jugé Nisoli bien près du trépas. En l'examinant, on trouva que tout le côté gauche de la poitrine présentaient une courbure plus prononcée que le droit : fosse sous-claviculaire, presque effacée, espaces intercostaux à peine dilatés, en comparaison de ceux de l'autre côté. En faisant faire au malade une inspiration aussi profonde que possible, il y avait immobilité complète en avant. Du côté du cinquième espace intercostal, en bas, on voyait les mouvements de levier fort diminués. Faisait-on parler le malade en tenant la main appuyée sur sa poitrine, on constatait qu'à gauche le frémissement de la voix était nul, on le sentait manifeste à la partie latérale et postérieure, et plus clairemeut encore en haut. Le cœur était légèrement repoussé en haut et à droite. En un mot, l'auscultation et la percussion, les anamnestiques fournissaient un faisceau de signes univoques pour nous prouver qu'il s'agissait d'un empyème et d'un *empyème vrai*.

La collection empyémateuse de ce malade fut étudiée avec le plus soin dans le but d'en fixer les limites. Je démontrai qu'en tirant une ligne du centre de la cavité axillaire, parallèlement à l'axe du corps, on divisait la cavité thoracique en deux parties. La moitié supérieure antérieure du sommet du cône, c'est-à-dire de son point de contact au diaphragme jusqu'à la sixième côte, était complètement occupée par le liquide purulent. L'autre moitié était encombrée de fausses membranes, dans lesquelles on entendait indistinctement respirer le poumon. L'examen fait, furent passées en revue toutes les chances que pouvaient offrir au malade les ressources de la thérapeutique. De l'avis de plus de soixante-dix médecins étrangers et italiens, tout effort de traitement devait être infructueux. Je décidai que la ponction serait pratiquée, et j'en fixai le point au centre de la ligne tirée de la cavité de l'empyème, un centimètre seulement au-dessus du point où l'on percevait la sonorité de l'estomac, au niveau de la septième côte.

Avant que le chirurgien, le docteur Adriano Ballanti, plantât le trocart dans le point désigné, je crus devoir rappeler à mes élèves que l'heureuse issue de l'opération dépend de l'application sévère des principes que mes longues études sur ce sujet m'ont permis de formuler.

1° L'*Empyème véritable suite de pleurite* est toujours enfermé en un espace clos, et limitée par la séreuse épaissie, dont l'épithélium prolifère ; cette membrane doit conserver le nom de *membrane pyogénique.*

2° On doit pratiquer la thoracentèse dans *le point le plus déclive* de l'empyème ; c'est là le grand secret des guérisons ; la permanence d'un cul-de-sac, à moins de contre-ouvertures toujours difficiles à pratiquer, peut être une cause de mort.

3° Il faut maintenir à demeure une *large canule métallique;* attendre la formation des bords calleux du pertuis avant de passer au drainage.

4° Il faut modifier la cavité suppurante avec *le nitrate d'argent*, que j'ai toujours employé dans des décoctions de camomille romaine, et laissé séjourner 24 heures dans la cavité. Il serait illusoire de se servir de teinture d'iode dans un empyème vrai.

5° Il n'y a jamais rien à craindre de l'entrée de l'air dans la cavité d'un empyème vrai.

6° Un liquide décomposé existant dans la cavité d'un empyème ne peut avoir sur l'organisme aucun retentissement défavorable à causs de l'épaisseur des parois, qui sont dénuées de vaisseaux entoplastiques ayant quelque activité.

7° On doit toujours se servir d'un *grand trocart*. Il est extrêmement dangereux de pratiquer des incisions au bistouri, à cause de la possibilité d'infiltration purulente. Si on arrive à sauver son malade à l'aide d'une semblable pratique, il reste porteur de larges cicatrices qui déforment les espaces intercostaux, et rendent leur retour à un état normal bien difficile.

8° Les injections de nitrate d'argent se doivent faire avec des doses croissantes; il faut pour les cesser attendre la chute d'abondants détritus provenant de modifications profondes, subies par la membrane pyogénique.

9° Il faut recommander instamment au malade la gymnastique du poumon.

10° Aussitôt la fièvre tombée, il faut lui permettre une nourriture propre à le restaurer; viandes rôties et saignantes, vin généreux, gélatine, huile de foie de morue, quina, lait; se défier du fer!

Pour corroborer la théorie, nous procédâmes immédiatement après à la pratique. Le docteur Ballanti pratiqua la ponction et donna issue à 1200 grammes d'un pus très-bien formé. Le liquide fut évacué, et sur le visage défait du malade apparut un sourire, sourire de soulagement, qui était aussi un sourire d'espérance. Au bout de quarante jours, cet homme qui naguère paraissait si près de succomber, jouissait de la plus florissante santé.

Nous avons pu noter dans le cours de nos recherches, que les sujets qui sont le plus prédisposés au tubercule et à la scrofule le sont aussi le plus à l'empyème, C'est là une question capitale pour le pronostic, mais qui n'enlève rien de sa valeur à la pratique de la ponction. L'épanchement purulent, nous le guérissons, mais quelle prise avons nous sur le processus tuberculeux? Il est fort probable qu'après la guérison de l'empyème il se développe avec intensité. Faut-il pour cela incriminer la pratique de la ponction et amoindrir sa valeur thérapeutique ? C'est le sens commun qui répond.

Annibale M...., jeune homme très-connu à Rome, était depuis de longs mois confiné dans sa chambre pour une grave affection de la partie gauche de la poitrine. Quand je le vis , il me parut moribond. Il avait épuisé déjà la thérapeutique de bien des médecins. Je reconnus un *empyème vrai* existant conjointement avec des tubercules pulmonaires peu avancés. Je n'hésitai pas un instant à décider la thoracenthèse, qui fut heureusement pratiquée sous notre direction par le docteur E. Tassi, chirurgien des hôpitaux.

Huit livres de pus bien lié et de couleur blanc laiteux furent extraites ; des injections au nitrate d'argent achevèrent la guérison. Ce ne fut que deux années après que notre malade succomba au processus tuberculeux. Comme il était fort intelligent , il avait conservé une grande reconnaissance pour celui qui l'avait guéri, et la proclamait partout dans la ville; plus que personne il avait compris qu'il serait mort peu de jours après ma visite, si la thoracentèse eût été retardée d'un instant.

Il peut arriver pis ; même en face d'une mort prochaine, l'humanité peut réclamer de l'art qu'il prolonge une existence, fût-ce au prix d'une opération cruelle. Dans ces circonstances, n'eussions-nous pu retenir que quelques mois une vie prête à s'enfuir, et ne diminuer que de très-peu les tortures d'un être souffrant, n'aurons-nous pas fait une œuvre bonne et louable, digne des traditions de notre art ? Ah ! plût à Dieu qu'il fût toujours donné à la médecine de marquer son passage par le soulagement d'une douleur, si petite qu'elle fût !

Cette année même fut conduit dans nos salles un nommé Damiani Pasquale. Outre un empyème vrai du côté gauche, il présentait de l'anasarque, de l'ascite, et une hypertrophie des viscères des hypocondres, avec hydrohémie manifeste. La nuit précédente avaient été récitées devant son lit les prières des agonisans ; intelligence obtuse, regard languissant, anxiété, orthopnée; il était mourant. Je fis pratiquer la ponction, après avoir vu qu'elle ne pouvait en face d'une telle misère organique, avoir d'autre but que de prolonger une existence malheureuse. Les troupes françaises venaient de rentrer en France : il n'était resté qu'un officier de santé, des plus distingués, pour soigner les soldats malades. Il assista à cette ponction, à propos de laquelle je développai une fois de plus la doctrine du diagnostic et du pronostic de l'empyème. Pasquale survécut trois mois à la ponction, puis alla dans une autre salle mourir d'un hydrothorax marastique droit, dont l'art en triomphant, aurait pu conserver encore quelques jours le malade.

Récemment encore j'eus l'occasion de pratiquer ma vingtième ponction pour un empyème vrai. Voici brièvement l'histoire du malade

Milli César, né à Terni, d'un tempérament faible lymphatique, parents vivants et en bonne santé, point de vice héréditaire ; durant les fêtes du carnaval, pendant qu'il sonnait de la trompette sur le théâtre, il ressentit brusquement une vive douleur à la région antéro-latérale gauche de la poitrine ; deux de ses compagnons durent le reconduire chez lui ; les frissons, la fièvre, la toux, la respiration anxieuse furent traités par les méthodes habituelles : saignées générales et locales, synapismes, larges vésicatoires. Il fallut deux mois pour faire disparaître ce point douloureux, dont la douleur, d'abord aiguë, était devenue sourde et profonde.

Ses forces revenues, il recommença à se livrer aux exercices de la trompette, du chant, de la danse et de la chasse. En juin, au plus fort de la chaleur, dans l'ardeur de la chasse, il tomba dans un fossé : réapparition de la fièvre et de la douleur. Elles diminuèrent ensuite ; mais la respiration resta tout aussi difficile ; l'état de sa santé devint de plus en plus alarmant.

Chaque soir survenait un frisson, et pendant la

nuit une période de chaleur, accompagnée vers le matin d'une sueur qui inondait la poitrine. Chaque jour les forces diminuaient ! Tout espoir ayant disparu, il fut porté à Rome, au moins pour se distraire un peu avant de mourir. Je le vis deux jours après son arrivée, appelé auprès de lui par l'excellent docteur Leonardi.

Je diagnostique un empyème vrai, je détermine son volume, et mande en toute hâte de l'hôpital Saint-Jacques qui était le plus voisin un jeune chirurgien, qui averti par le docteur Dellaseta, vint immédiatement à la maison du malade, muni d'un gros trocart. Ce chirurgien était le docteur Mancini, jeune homme d'un grand mérite, qui avait été déjà substitut dans mes salles de clinique, et plusieurs fois avait pratiqué en ma présence des opérations d'empyème.

A la grande stupéfaction des assistants, la ponction donne issue à plus de 14 livres de pus.

Le jour suivant, le malade est transporté à l'hôpital Saint-Jacques; soumis aux injections méthodiques de nitrate d'argent et à la diète. Aujourd'hui on peut compter sur une guérison prochaine.

Après tout ce que je viens de dire, il devient facile d'apprécier les différences qui séparent notre doctrine de la doctrine des autres écoles; j'entends parler surtout des écoles Allemandes. On lit dans Niemeyer : *La pleurite avec exsudat purulent*, appelée aussi *empyème ou pyothorax*, est souvent la conséquence d'une ichorohémie ou d'autres infections du sang ; fréquemment elle se développe par suite d'une pleurite avec exsudat séro-fibrineux ancien. Dans ce dernier cas, la partie liquide de l'épanchement pleurétique est assez riche en cellules de pus pour constituer une humeur jaune, dense et opaque ; la fibrine qui s'est condensée en plusieurs coagulum emprisonne dans ses mailles de nombreux corpuscules de pus, elle est molle et de couleur jaune. Dans ce cas encore l'exsudat, tant dans ses parties liquides, que dans ses éléments fibrineux et cellulaires, peut subir les métamorphoses indiquées plus haut *et être ensuite résorbé*. Cette forme de pleurite, celle-là seule peut parfois présenter une autre terminaison ; des corpuscules de pus se forment non-seulement à la surface libre mais encore dans l'intimité du tissu pleural. Cette membrane se trouble, se ramollit, et présente çà et là des pertes de substance irrégulières. Sont-elles profondes, si elles siègent sous la plèvre costale elles peuvent déterminer l'ouverture au dehors de l'empyème à la suite de la perforation de la paroi thoracique. Dans quelques cas rares, lorsque le poumon est encore susceptible de se dilater, la guérison peut avoir lieu. De la même façon l'empyème se peut parfois ouvrir au dedans, à l'intérieur du poumon, le contenu purulent s'élimine alors par les bronches ; même dans ce cas le parfait rétablissement du malade est chose rare. »

Je n'ai pas besoin de vous répéter, Messieurs, les arguments que j'oppose à ce dogmatique langage de l'auteur allemand. Dans le cas dont il parle on n'a pas affaire à un empyème, mais à un hydropyothorax. Lorsqu'elle survient à la suite d'un processus ulcératif véritable, il est fort rare que sur une plèvre enflammée et épaisse on puisse constater la perforation ; lorsqu'on arrive à la constater, l'épaississement n'est pas celui d'un *empyème véritable.* L'empyème vrai s'entoure plus qu'un exsudat purulent libre ou circonscrit de tissus résistants et épaissis. Du reste, à la production de cette perforation, ce n'est ni le pus ni le peu de résistance des parois qni concourent le plus effiacacement. mais la *pression* exercée sur la partie qui va *se nécroser.* Il suffirait, pour ne pas avancer de telles idées, de connaître les désordres nécessaires pour faire de la plèvre une membrane pyogénique, et de l'espèce morbide un empyème vrai.

La thoracentèse dans sa partie technique est laissée par Niemeyer aux manuels de chirurgie !!! Il donne comme précepte qu'elle ne doit pas être pratiquée tant que la maladie progresse !!! Ainsi il faudra laisser périr tous ceux chez lesquels la forme morbide présente une incessante exaspération ! Et les travaux immortels du clinicien de Paris, si judicieux, si prudent, si avisé remettant en honneur cette opération, sont lettre morte pour cet auteur. Il recommande de réserver cette opération pour les cas dans lesquels se présente au thorax un point fluctuant. Il en demande la pratique quand il y a danger pour hyperhémie, œdème collatéral du poumon sain, réfractaire aux saignées, ce qui pourrait aussi survenir en cas de léger mais rapide épanchement unilatéral! Nous sommes d'accord avec lui sur le dernier point : c'est que, en principe, l'opération doit être pratiquée, si un épanchement considérable et de longue durée résiste *obstinément* à la résorption. Qu'il prenne garde pourtant que cette obstination ne réclame trop de temps pour être constatée ; le malade souffre pendant ce temps, et chaque jour de retard est une chance de moins pour ce malheureux.

Combien il est fâcheux que Niemeyer se soit départi de ce grand principe qui plus que jamais devrait prévaloir dans les écoles de l'Europe, qu'on ne peut s'aviser de porter un jugement que sur les points que l'on a pu soi-même peser et étudier ! Je crois l'avoir suffisamment démontré.

Le chapitre de la pleurite est complété par une note concernant la proposition faite par le docteur Félix Hoppe de délayer les exsudats et de les rendre plus propres à l'absorption au moyen d'une certaine quantité d'eau chaude qui serait introduite par l'inspiration, et rejetée par l'expiration. Nous qualifierons ce précepte, ou du moins ce conseil d'*ultra théorique*, nous le jugeons incapable de rendre le moindre service dans la pratique, On suppose sans doute que la séreuse est douée d'une puissance d'absorption parfaitement normale, ou du moins qu'elle peut la reconquérir facilement ! Fort bien ! Mais alors nous n'avons plus affaire à un empyème véritable. Et si la séreuse pouvait exercer ou recouvrer ses fonctions d'absorption, serait-il nécessaire de délayer l'exsudat ? Cet avantage ne pourrait-il pas peut-être survenir naturellement par le seul fait du retour sur la séreuse de l'exhalation naturelle qu'il faut admettre si l'on admet celui de l'absorption ? Et enfin l'exsudat ou les éléments solides précipités au fond ne pourront-ils s'émulsionner, et disparaître, comme l'anatomie pathologique nous l'enseigne, ou rester innocents, en proie à une régression continue? Toutes ces raisons me semblent bien prouver que cette doctrine est loin de satisfaire à la pratique, comme l'a écrit Niemeyer, dont l'ouvrage est pourtant si universellement répandu en Italie.

Pour nous, toujours prêt à modifier notre pratique, chaque fois que l'expérience nous montre le progrès, nous nous réjouissons jusqu'ici et d'avoir rendu à la vie plus d'un moribond et d'avoir ajouté à la médecine italienne un chapitre qui ne restera pas infécond.

DE LA

FIÈVRE SUBCONTINUE

SOMMAIRE

Fièvre subcontinue. — Sources ordinaires du diagnostic — Leur insuffisance lorsque l'acuité du processus fébrile empêche de distinguer les alternatives de la fièvre. — Éléments du diagnostic. — Différence entre la fièvre subcontinue et la fièvre proportionnée. — La pneumonie intermittente des Allemands n'existe pas. — La fièvre proportionnée pneumonique existe. — Fièvre pernicieuse pneumonique ; subcontinue pneumonique. — Diagnostic de cette dernière en l'absence des phénomènes du type.

Messieurs,

Je ne saurais me dispenser d'appeler aujourd'hui votre attention sur les fièvres subcontinues ; en présence des cas intéressants que la saison du printemps a réunis dans nos salles en plus grand nombre que de coutume.

Une fièvre de Malaria aiguë et violente faisant irruption d'emblée ou à la suite de quelques paroxysmes sans période initiale distincte, et s'aggravant sous l'apparence d'une fièvre continue, c'est là ce que Torti a décrit sous le nom de *sub-*

continue pernicieuse. Mon intention n'est pas de vous répéter sur ce sujet ce que vous trouverez longuement dans les œuvres des auteurs italiens et étrangers, et surtout dans celle de nos illustres maitres : Torti, Ramazzini et Borsieri. Lisez-les, étudiez-les, vous ne les connaitrez jamais assez. Toutefois je crois de mon devoir d'ajouter à leurs observations quelques pages, écrites pour ainsi dire sous la dictée de plusieurs endémies. C'est sur leur diagnostic objectif dont l'obscurité est aussi fatale aux malades, que préjudiciable à l'honneur de la médecine, que je voudrais jeter quelque lumière.

Le diagnostic d'une fièvre subcontinue se tire de l'influence de la malaria, de la certitude des paroxysmes antérieurs, de la diminution progressive du stade apyrétique, de l'apaisement des symptômes : Rémissions et exacerbations contraires à la marche habituelle des autres pyrexies, frissons éphémères, sueurs froides sur le front, urines rares, vineuses : voilà en résumé les signes du critérium suprême. Les auteurs que nous avons cités les ont indiqués avec grande netteté, le temps leur a donné la sanction de l'expérience ; mais les faits ne se présentent pas toujours de la même façon ; les anamnestiques peuvent manquer, la nature de la cause peut être douteuse, l'intensité de la fièvre croître sans interruption, sans rémission sensibles. Où trouver alors les éléments du diagnostic et du traitement ?

C'est à cette question ardue, Messieurs, dont je

vous ai souvent entretenus au lit du malade, que je veux essayer de répondre dans cette leçon.

Que la violence du processus ne permette pas de distinguer le type de la fièvre, que la chaleur thermométrique en vingt-quatre heures n'éprouve pas une variation de plus d'un degré et quelques dixièmes, et le pouls une différence de six ou huit pulsations par minute, que la transpiration existe toujours ou qu'elle ait disparu, le malade présentant du délire, de la stupeur, des convulsions, de l'anxiété ou de la prostration ; un médecin instruit ne peut dans ce cas trouver de ressources pour s'éclairer que *s'il analyse sévèrement le processus morbide et passe en revue les signes propres à la fièvre subcontinue, et les types variés sous l'apparence desquels elle peut se présenter*. C'est à ces sources, véritable fastigium de l'art, qu'il puisera des règles sûres. J'y ai toujours puisé dans mes consultations en ville, et c'est ainsi qu'en présence de collègues distingués, je pouvais dès la première visite poser le diagnostic de fièvre subcontinue ; les existences que j'ai sauvées me sont un éclatant témoignage de la validité du criterium.

Et pour descendre de l'énoncé général à la démonstration pratique, il est utile que vous reteniez les principes suivants :

1° Le processus morbide local auquel donne lieu une subcontinue, qu'il soit simple ou multiple, est par sa nature *congestif dyscrasique*.

2° Il arrive souvent que le transport instantané d'une congestion d'un organe à un autre, ou d'une cavité à une autre prend la place du paroxysme fébrile effacé, quoi qu'on ne le puisse constater ni constamment ni complètement ; c'est là un précieux critérium.

3° Toute subcontinue, qui outre ses phénomènes propres, peut présenter une forme ou typhoïde ou composée, s'éloigne aussi toujours des types, tant par l'intenslité des symptômes, que par leur apparence, leur enchainement, leur succession, souvent même leur étrangeté.

4° En l'absence de tout frisson, de toute sueur, l'exacerbation se faisant aux mêmes heures que ponr les pyrexies ordinaires, l'accès dans les subcontinues ne vient pas par degré, mais tout d'un coup avec bouffées de chaleur, agitation, insomnie, ictère, délire.

5° Ces exacerbations, bien qu'elles puissent ne pas s'accompagner d'nne notable augmentation dé la chaleur et du pouls, puisque dès le début la chaleur et le pouls ont atteint un chiffre inusité, se révèlent à coup sûr par l'exagération des processus locaux et des phénomènes qu'il est impossible d'expliquer objectivement.

6° Les urines, qui, dès le début sont rares et riches en urates ne sont pas exclusivement spéciales aux subcontinues; les phlogoses et en particulier les phlogoses pulmonaires peuvent en présenter de semblables. La teinte jaune safrané due au pigment biliaire, n'est pas davantage spéciale aux fièvres de malaria, puisque dans la pneumonie droite, l'engorgement hépatique, qui se montre dans le plus grand nombre de cas, suffit à provoquer ce symptôme.

Après avoir établi ces points du plus haut intérêt, il importe de distinguer les subcontinues vraies, des proportionnées. On doit comprendre sous cette dénominatian le résultat de l'alliance de deux processus morbides : l'un continu, l'autre intermittent, de telle sorte que sur l'allure continue de l'un se greffent des exacerbations et des rémissions des plus caractérisées, tellement évidentes qu'il est impossible de les rapporter à une autre cause.

Pleine de gravité aussi, cette forme réclame un prompt traitement, lequel du reste ne pourra être que mixte, puisque le fonds de la maladie est mixte. La proportionnée ne devrait pas se compter au nombre des subcontinues, l'exacerbation et la rémission apparente ne sont pas les seuls criteriums de ce processus fébrile. Le diagnostic d'une proportionnée se lira clairement dans l'existence des formes morbides : chacune d'elles naît, se développe dans toute son autonomie, quoiqu'elles soient liées l'une à l'autre, quoiqu'elles exercent l'une sur l'autre une influence considérable.

Vous trouverez dans notre clinique des arguments irréfutables pour la démonstralion de ces faits.

Vous avez vu une pleuro-pneumonie, qui s'est développée avec toute la netteté des symptômes subjectifs et objectifs, habituellements liés à une hépatisation rouge, se compliquant d'accès de fièvre périodiques. Les accès eurent sur la pneumonie une grande influence : l'anxiété, la toux et la douleur devinrent plus intenses, l'expectoration sanguine disparue depuis 36 heures fut ramenée par le paroxysme, et les engorgements collatéraux du point hépatisé accrus et activés. La sueur parut; l'accès terminé, l'expectoration sanguine cessa complètement, mais la pleuro-pneumonie poursuivit pleinement son cours. Le lendemain, nouveau frisson annonçant un nouvel accès; le malade hors d'haleine, commit presque des actes de fureur: réapparition de l'expectoratien sanguine et accroissement d'engorgements collatéraux dans une étendue plus considérable que le jour précédent. Une thérapeutique opportune fut instituée dans le but d'apaiser cette exacerbation, et la transpiration venue, une forte dose de préparation coupa court à l'accès périodique. La pneumonie, dont le cours ne fut plus troublé, atteignit un peu tard, il est vrai, la période de résolution, et ce ne fut que fort avant dans la convalescence que reparurent quelques légers paroxysmes.

On pourrait par une distinction scolastique considérer cette pleuro-pneumonie comme compliquée de fièvre périodique, plutôt que proportionnée avec cette pleuro-pneumonie. — Messieurs, une fois pour toutes, cette objection doit être résolue : or, que la fièvre de malaria et le processus phlogistique aient apparu à des époques différentes, ou que leur début soit contemporain, vous avez pu voir quelle est leur intime union, leur influence réciproque; vous ne devez plus mettre en doute la forme qui est leur résultante, la forme proportionnée.

Nous avons eu deux autres cas : l'un où l'invasion de la fièvre et celle du processus se firent en même temps, l'autre où la fièvre ne se montra qu'au déclin du processus. On peut donc dire que vous fûtes bien placés pour observer tous les exemples nécessaires à l'étude des combinaisons de la fièvre périodique, avec la pneumonie, à ses stades de début, de milieu ou de déclin.

Tous ces exemples nous démontrent clairement quelle différence il y a entre une *subcontinue* et une *proportionnée.*

La subcontinue est une. — Elle se subordonne complètement toute crotopathie. — Un examen rigoureux des symptômes et des groupes symptomatiques manifeste sa nature spéciale congestivo-dyscrasique. — On triomphe de la subcontinue avec un traitement simple — avec des préparations de quina.

Au contraire. *La proportionnée est double. — Toute entité pathologique conserve son autonomie en sa présence. — Chaque affection a sa nature propre. — Leur union réciproque les oblige pourtant à une influence réciproque. — Cette influence s'exerce par des modifications relatives à l'intensité des symptômes et à l'étendue du processus propre. — On ne triomphe pas de la proportionnée avec un traitement simple. — Il faut un traitement double en rapport avec les éléments dont elle se compose.*

Il n'en est pas moins fort embarrassant d'avoir à prononcer entre une subcontinue d'emblée, et une proportionnée commençante : car dans cette dernière il arrive toujours, lorsque sa forme commence à se dessiner, que l'accès périodique se révèle avec une évidence parfaite, tandis que dans la première la période reste obscurcie depuis le début.

Aussi, bien que pratiquement il considère la seconde comme un phénomène dérivant des complications, Viale n'en démontre pas moins son caractère vraiment proportionné, c'est-à-dire différent des subcontinues propres. Il s'exprime ainsi (1).

Periodicæ fibres non semper legitimæ sunt scilicet non semper *periodicæ dumtaxat* prosiliunt.

Frequenter *alteri morbo junguntur*

Ex hoc *connubio* invaletudo suboritur, etc., etc.

Le champ qu'il nous faudrait parcourir pour esquisser la subcontinue propre est assurément trop étendu pour une leçon clinique. Aussi, comptant sur votre zèle et sur votre mémoire pour ce que j'ai pu dire au lit du malade, sur la subcontinue bilieuse et typhoïde, je me contenterai de vous parler de la subcontinue pneumonique. Mon premier devoir doit être de vous dissuader de croire à une forme vraie de pneumonie intermittente dont quelques médecins allemands ont donné la description que reproduisent par sympathie quelques médecins italiens, comme si notre terre ne représentait pas le plus vaste champ d'exploration des fièvres périodiques, et s'il était besoin que sur un tel sujet les arguments lui soient fournis par des étrangers !

Le pneumonite intermittente, selon ces auteurs,

(1) Prælect. clinic. Anno I. p. 99. Romæ, MDCCCLII-III.

serait une véritable *pneumonie exsudative* sous la dépendance de la causalité périodique, l'exsudation serait exagérée par les accès, l'apyrexie au contraire la rendrait stationnaire. Or s'il est une forme qu'il faille nier d'une manière éclatante, c'est bien celle-là. On doit admettre l'intermittente pneumonique, dans laquelle la *pneumonie* et non la *pneumonite,* constitue un symptôme. Les quelques différences que nous plaçons dans les mots vont être expliquées. Et qui pourrait contester les preuves évidentes de l'existence d'un type réel, où le paroxysme entraine un appareil pneumonique, que la sudation fait disparaitre?

Grisolle (1), lui aussi, dans son Traité de la pneumonie, n'est guère heureux lorsqu'il veut distinguer les faits relatifs aux liens possibles entre un processus pneumoniqne et une fièvre de malaria. Il paraît tomber dans la même erreur que les Allemands quand il écrit que des exemples irrécusables ont établi, contrairement à l'opinion la plus commune, que « la pneumonie au lieu de suivre la marche continue peut se montrer avec un des types palustres, et reconnaître pour cause la même infection miasmatique. »

Son erreur est de vouloir établir l'autonomie du symptôme, en laissant dans l'ombre la fièvre périodique, à laquelle la pneumonie est entièrement subordonnée. Il est dans l'erreur, lorsqu'il parle de la *pneumonie intermittente* et de la *pneumonie rémit-*

(1) Traité de la pneumonie. Paris. 1864.

tente, car, sans s'efforcer de trouver des autorités pour affirmer le fait de la pernicieuse pneumonique, accepté aujourd'hui par tout le monde, il laisse de côté les différences qui existent entre la crotopathie de l'accès intermittent, et un processus phlogistique propre. Et s'il distingue bien la proportionnée de la rémittente pneumonique, il arrive à tenir le plus grand compte du *type* ainsi que de l'*examen analytique du processus*. Il ne voit pas que dans la proportionnée on a une pneumonite légitime exsudative, et dans la subcontinue une pneumonie congestivo-dyscrasique, qui ne peut arriver jusqu'aux exsudats, si ce n'est à des exsudats hématiques et altérés, et, pour ce qui a trait aux *infarctus* et à la splénisation consécutive du parenchyme pulmonaire, qui ne saurait parvenir davantage à l'hépatisation rouge, et moins encore à la grise.

Mais abordons de plus près la seconde partie de notre proposition.

Dans la subcontinue pneumonique où le type fébrile, par l'acuité et la diffusion des processus locaux a perdu toute apparence paroxystique, c'est le froid qui ouvre la scène. Puis la chaleur se développe et avec une marche croissante, arrive à osciller entre 37 et 40 degrés. Le pouls devenu fréquent atteint 110 pulsations et plus; les mouvements respiratoires se renouvellent jusqu'à 40 fois par minute. La douleur locale peut être intense, dès le début, et occupe l'hypocondre droit jusqu'à la partie supérieure vers le sommet de la plèvre, en provoquant des points douloureux au scapulum, à la clavicule, au sternum ; douleur intolérable, bien indépendante, dans les cas que nous avons observés, de tout soupçon d'attrition pleurale, et tenant sans doute à la grande et rapide distension de la capsule hépatique et du sac séreux qui enveloppe le poumon. Laissée à elle-même elle s'apaise plus facilement dans le thorax proprement dit que dans l'hypochondre. Là en effet elle persiste avec opiniâtreté, et les malades dans leurs plaintes la localisent aux profondeurs même de la glande biliaire.

Cependant fièvre intense, toux douloureuse, anxiété profonde, crachats sanguinolents ; on constate tous les symptômes qui depuis la plus haute antiquité assurent le diagnostic de la pneumonie.

C'est par l'analyse soignée du développement symptomatique, du degré, de la rapidité et de la qualité du mal local, que l'on peut jeter une vive lumière sur la nature du processus, qui sans sortir des limites de la congestion, se rapproche de l'infarctus par sa nature dyscrasique.

En effet, la *pneumonite proprement dite*, qui naît le plus souvent à la partie inférieure du poumon droit, est une pneumonite lobaire. Elle se maintient à sa place, respectant les limites marquées par les zônes séreuses, et il est assez rare, si ce n'est quand le processus atteint l'hépatisation rouge, au point primitivement envahi, qu'elle provoque en arrière des engorgements collatéraux, primant l'exsudation phlogistique, et envahisse par degrés distincts le lobe supérieur.

Par contre, *la congestion pulmonaire*, dans la

subcontinue, avance d'heure en heure, et bientôt, s'est étendue de la base au sommet, et de là se retourne, envahissant aussi la face antérieure du poumon, fait qui dans la pneumonie propre n'arrive jamais qu'à la période ultime ; il peut se montrer pourtant au début, mais alors il caractérise la pneumonite du sommet.

Le malade qui se trouve dans ces conditions porte marquées sur son visage les traces imprimées ou de la phlogose, ou de la malaria. Je ne vous répéterai pas l'analyse à laquelle il faut soumettre les traits de sa physionomie, le plus ou moins de brillant des yeux, l'injection et la coloration de l'albuginée, les degrés divers de dilatation des narines, les couleurs plus ou moins vives des joues, leur plus ou moins de fondu, l'influence plus ou moins vive que la teinte jaunâtre qui occupe le front exerce sur la zône dévolue à la teinte rouge. Nous ne voulons certes pas accorder à la rougeur des joues dans la pneumonie, l'importance que Gubler lui a donnée, mais nous répétons qu'entre le faciès d'un pneumonique, et le faciès d'un malade atteint de fièvre subcontinue pneumonique, il y a des différences qui pour le praticien exercé deviennent des criteriums.

La congestion phlogistique ne triomphe pas de l'élasticité pulmonaire; la plessimétrie révèle une sonorité quelquefois tympanique.

La congestion liée à une subcontinue triomphe de suite de l'élasticité pulmonaire ; la matité apparaît de suite et à un tel degré qu'on croirait à une pneumonite plus avancée.

La congestion phlogistique s'accompagne de soufflé broncho-vésiculaire avec diminution progressive du frémissement vésiculaire ; l'apparition du râle crépitant constitue, dans la plénitude de ses attributs, un phénomène qui ne saurait tromper.

La congestion liée à une subcontinue, sans voiler jamais complètement la respiration vésiculaire, est le plus souvent unie à des râles humides à grosses bulles, différant dans l'inspiration et dans l'expiration, et absolument incompatibles avec le processus phlogistique, si ce n'est à la période de résolution. Le souffle broncho-vésiculaire ne saurait être constaté dans ce cas, parce qu'il n'y a pas de motif à consonnance bronchique, et parce que, existant très-faible il serait couvert par les gros râles bulleux.

La congestion phlogistique arrivant à l'exsudat modifie les phénomènes objectifs dans le frémissement de la toux et de la voix, la résonnance de la respiration et de la voix, la disparition du râle crépitant, la matité plessimétrique, l'exagération du souffle tubaire, jusqu'à l'amphorisme.

La congestion liée à une subcontinue ne pouvant arriver qu'à un exsudat sanguin et dyscrasique, ne modifie pas les phénomènes objectifs ; et quoique le souffle tubaire se prononce sensiblement, il est voilé, et le plus souvent uni aux râles humides déjà décrits : s'il y a consonnance de la voix, c'est avec un timbre notablement œgophonique, bien qu'aucun épanchement dans la cavité thoracique ne puisse être mis en cause. Il y a défaut de sonorité plessimétrique, mais jamais matité complète.

Dans la congestion phlogistique, les crachats sont rares, visqueux, striés de sang, sans odeur désagréable.

Dans la congestion liée à une subcontinue, les crachats sont abondants, mêlés de sang noir, fluide et grumeleux, mêlé à de la salive, à du mucus, souvent présentant une mauvaise odeur.

Dans la congestion phlogistique arrivant à l'exsudat, plus de crachats sanglants.

Dans la congestion liée à une subcontinue, le crachat sanglant ne cesse jamais ; il peut s'unir à du mucus ; mais ses caractères dyscrasiques loin de diminuer s'affirment.

Dans la pneumonite propre, le crachat dans la plus grande partie des cas, annonce la résolution ou le progrès du processus.

Dans la congestion liée à une subcontinue, les crachats ne présentent en fait d'éléments cellulaires que des cellules épithéliales à l'état granuleux, et de l'hématine altérée ; ils prennent alors une teinte noir cendré, absolument incompatible avec une période, quelle qu'elle soit, de la phlogose pulmonaire.

Dans la pneumonite propre, quand le crachat fait défaut, les urines annoncent les métamorphoses régressives de l'exsudat.

Dans la congestion liée à une subcontinue, les urines, le plus souvent, conservent la teinte vineuse des urates, et la couleur jaune du pigment biliaire : elles ne contiennent que de rares sédiments.

Dans la pneumonite propre, quand la période

d'engorgement fait place à l'exsudative, la résolution du processus ayant besoin pour se faire de quelques jours, n'arrive que graduellement, quelle que soit la méthode thérapeutique qui soit employée.

Dans la congestion liée à une subcontinue, la résolution survient rapidement ; il suffit pour la provoquer de faire usage du traitement spécifique.

Dans la pneumonite propre, la fièvre cesse avant la complète résolution de l'exsudat.

Dans la congestion pulmonaire liée à une subcontinue, la fièvre se prolonge au delà de la résolution ; on la combat ; elle ne disparaît qu'après avoir clairement mis au jour son caractère périodique.

Ces différences que je vous ai si souvent signalées, au lit du malade, que je viens de vous répéter brièvement, et qui éclairent en présence des paroxysmes les plus compliqués, sur le choix d'un traitement, fixez-les dans votre mémoire, et retenez-les avec soin.

Le caractère dycrasique de la congestion pulmonaire liée à une subcontinue, ne se révèle pas seulement par la qualité de l'*expectoration*, qui ne trompe jamais, mais encore par ce fait important que *l'élasticité pulmonaire est complètement perdue* dès le début, c'est-à-dire à partir du moment où l'on ne peut admettre dans l'organe d'autre conditions morbides que des conditions purement congestives. Ce fait tient sans doute aux infiltrations séro-sanguinolentes qui se forment rapidement du fait de la dyscrasie, et à la paralysie vaso-motrice qui est l'autre conséquence non moins directe de la profonde atteinte portée par la malaria, et qui elle aussi qualifie l'espèce anatomique de la crotopathie.

A l'appui de la démonstration du caractère dyscrasique vient encore la prostration considérable; cette prostration est telle, que malgré les vives angoisses d'une dyspnée, due à ce qu'une grande partie du poumon est dérobée à la fonction, le malade n'essaie même pas de se placer dans une autre position que le décubitus dorsal. Viennent encore les sueurs, au début du moins, étrangères à la forme phlogistique, les exanthèmes sudoraux et le muguet. Puis les autres graves congestions viscérales du cerveau, du foie, marquées par une torpeur plus ou moins considérable, et un ictère variable; quelquefois des taches hémorrhagiques, des liserés le long des gencives. Ces phénomènes ne se voient sans doute pas tous réunis en toute occasion; lorsqu'on observe l'un d'eux, il n'en constitue pas moins une particularité fort propre à dévoiler la nature dyscrasique de la maladie, et à conduire au véritable diagnostic différentiel.

Que si dans les fièvres subcontinues, l'apparence pneumonique et l'ensemble des symptômes que nous avons esquissés, joints à une chaleur mordante et à une grande fréquence du pouls, conduit à l'idée d'une pneumonie par infection, nous l'acceptons volontiers, à condition que, toute autre cause d'infection étant éliminée à l'aide d'un diagnostic raisonné, les conditions endémiques et topographiques mettent clairement en évidence la nature malarienne de l'infection.

LEÇONS

DE

CLINIQUE MÉDICALE

FAITES A L'HOPITAL SAN SPIRITO

PAR

GUIDO BACCELLI

PROFESSEUR DE CLINIQUE MÉDICALE A L'UNIVERSITÉ DE ROME,
D'ANATOMIE PATHOLOGIQUE A L'ARCHI-HOPITAL DE SAN-SPIRITO IN SASSIA,
OFFICIER DE L'ORDRE DES SAINTS MAURICE ET LAZARE,
ETC., ETC., ETC.

TRADUITES DE L'ITALIEN

PAR

LOUIS JULLIEN

Interne des hôpitaux de Lyon,
Lauréat de l'Ecole de Médecine (1869 et 1870).

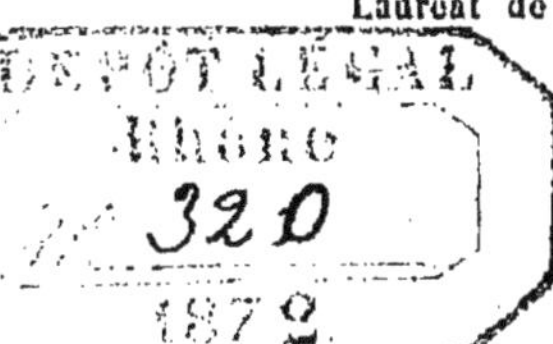

2e *Fascicule*

DE L'EMPYÈME VRAI

DE LA FIÈVRE SUBCONTINUE

PARIS
ADRIEN DELAHAYE, ÉDITEUR,
Place de l'Ecole-de-Médecine.
1872

A LA MÊME LIBRAIRIE :

BACCELLI. — **Leçons de clinique médicale**, précédées d'une lettre de M. le professeur Teissier (de Lyon), ouvrage traduit par Louis JULLIEN, interne des hôpitaux de Lyon. — Ier fascicule : *La Perniciosité*. — IIe fascicule : *L'Empyème vrai, la Fièvre subcontinue*.
La suite de ces cliniques paraîtra prochainement.

BERGEON. — **Recherches sur la physiologie médicale de la respiration**. In-8 de 100 pages. — 3 fr.

BERTIN. — **Étude critique de l'embolie dans les vaisseaux veineux et artériels**. Un volume in-8 de 492 pages. 1869. — 8 fr.

BRAVAIS. **Du rôle de la choroïde dans la vision**. In-8 de 67 pages. 1859. — 1 fr. 50.

CHRISTOT (FÉLIX). — **Recherches anatomiques et physiologiques sur la moelle des os longs**. In-8 de 160 pages. Paris, 1865. — 3 fr.

FRANÇAIS. — **Du frisson dans l'état puerpéral**. In-8 de 196 pages. Paris, 1868. — 3 fr.

GRAVES. — **Leçons de clinique médicale**, précédées d'une introduction de M. le professeur Trousseau, traduites par le docteur JACCOUD. Paris, 1870. Deux forts volumes in-8.— 20 fr.

INZANI. — **Recherches sur la terminaison des nerfs, dans les muqueuses des sinus frontaux et maxillaires**, traduction de M. Louis Jullien. in-8. Lyon, 1872.

LACCASSAGNE (A.), professeur agrégé à la Faculté de Montpellier. — **De la putridité morbide et de la septicémie (histoire des théories anciennes et modernes)**. Paris et Montpellier, 1872. In-8.

LERICHE. — **Du spina bifida crânien**. In-8. 1871. — 2 fr.

KASTUS. — **Essai sur l'étiologie et la pathogénie du rhumatisme articulaire aigu**. In-8. 1868. — 1 fr. 50.

PERNOD. — **Études sur les accidents produits par les piqûres anatomiques**. In-8 de 105 pages. 1868. — 2 fr.

POULLET. — **Recherches sur les caillots du cœur**. In-8 de 67 pag. 1866. — 2 fr.

SPERINO. professeur d'ophthalmologie à l'Université de Turin, etc. — **Études cliniques sur l'évacuation répétée de l'humeur aqueuse dans les maladies de l'œil**. — Un vol. gr. in-8 de 496 pages. 1862. — 6 fr.

Lyon. — Imp. Aimé Vingtrinier

www.ingramcontent.com/pod-product-compliance
Ingram Content Group UK Ltd.
Pitfield, Milton Keynes, MK11 3LW, UK
UKHW020224220726
13923UKWH00002B/507